健康中国——中医药防治肿瘤丛书

林丽珠　主编

三师而行，

远离肝癌

林丽珠　肖志伟　陈壮忠◎编著

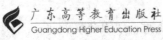

广东高等教育出版社
GUANGDONG HIGHER EDUCATION PRESS

·广州·

图书在版编目（CIP）数据

三师而行，远离肝癌／林丽珠，肖志伟，陈壮忠编著．—广州：广东高等教育出版社，2018.7（2020.4 重印）
（健康中国——中医药防治肿瘤丛书／林丽珠主编）
ISBN 978 - 7 - 5361 - 6178 - 8

Ⅰ．①三…　Ⅱ．①林…②肖…③陈…　Ⅲ．①肝癌 - 防治　Ⅳ．① R735.7

中国版本图书馆 CIP 数据核字（2018）第 111650 号

好的课微信公众号

好的课网

★特别说明：本书用到的视频请关注"好的课"微信公众号，注册并登录后，使用"扫一扫"扫描相应的二维码，即可获得视频资源。也可以打开网站"好的课"（www. heduc. com），在"学习资源"页面搜索"健康中国——中医药防治肿瘤丛书"，打开并下载。

出版发行	广东高等教育出版社
	地址：广州市天河区林和西横路
	邮编：510500　营销电话：（020）87553335
	http://www.gdgjs.com.cn
印　刷	华睿林（天津）印刷有限公司
开　本	787 毫米 × 1 092 毫米　1/16
印　张	7
字　数	104 千
版　次	2018 年 7 月第 1 版
印　次	2020 年 4 月第 3 次印刷
定　价	28.00 元

主编简介

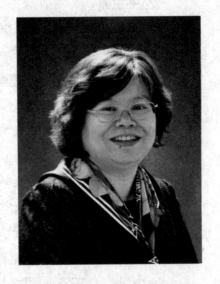

　　林丽珠，广东省汕头市人，广州中医药大学第一附属医院肿瘤中心主任、教授、博士生导师，肿瘤教研室主任，国内著名中西医结合肿瘤学专家。担任广东省重点学科中西医结合临床医学学科带头人，卫生部临床重点专科学术带头人，全国中医肿瘤重点专科学术带头人；国家食品药品监督管理总局（CFDA）药物评审咨询专家；兼任世界中医药学会联合会癌症姑息治疗研究专业委员会会长，中国民族医药学会肿瘤分会会长，中国中西医结合学会肿瘤专业委员会副主任委员，中国康复医学会肿瘤康复专业委员会副主任委员，广东省中医药学会肿瘤专业委员会主任委员，南方中医肿瘤联盟主席等。主持国家"十五"攻关项目、"十一五"支撑计划及国家自然科学基金等课题20余项，获教育部科技进步一等奖等多个奖项。荣获"国务院政府特殊津贴专家""广东省名中医""广东省首批中医药领军人才""中国好医生""全国最美中医""广东省优秀临床科主任"等称号，2015年当选全国先进工作者，2017年当选党的十九大代表。

　　林丽珠工作30余年，始终坚持以患者为中心，倡导"中西结合、带瘤生存、人文关怀"理念，为无数晚期癌症患者带来生命的希望。科研上攻坚克难，硕果累累；教育上含辛茹苦，桃李满天下，带动岭南、辐射全国。构建肿瘤人文病房，成立肿瘤康复俱乐部，组建"天使之翼"志愿服务队，被誉为"让绝症患者不绝望的好医生"。

丛书主编

林丽珠　广州中医药大学第一附属医院

丛书编著者（按姓氏笔画排序）

左　谦　广州中医药大学

付源峰　广州中医药大学

朱　可　广州中医药大学第一附属医院

孙玲玲　广州中医药大学第一附属医院

李佳殷　广州中医药大学第一附属医院

肖志伟　广州中医药大学第一附属医院

余　玲　广州中医药大学第一附属医院

余榕键　广东省人民医院

张少聪　广州中医药大学第一附属医院

张景涛　广东省中山市陈星海医院

陈壮忠　广州中医药大学第一附属医院

林丽珠　广州中医药大学第一附属医院

林洁涛　广州中医药大学第一附属医院

胡　蓉　平安健康互联网医学中心

蔡陈浩　广州中医药大学第一附属医院

翟林柱　广州中医药大学第一附属医院

序
妙手起沉疴，慈心著丰篇

近闻林丽珠教授主编的"健康中国——中医药防治肿瘤丛书"即将付梓，我先睹为快，阅后觉耳目一新。

作为临床医生，平时忙于探索治疗疾病的优势方案以提高临床疗效，关注学术前沿以开拓治疗思路，有所心得写而为文，也多是专业论著，限于行内交流。如何向老百姓宣传医学的知识，使他们更加了解关于肿瘤的那些事儿，呵护宝贵生命，从而避免闻癌色变，进入防治误区呢？现代医学泰斗裘法祖院士曾说："让医学归于大众。"医生的职责不仅仅是治病，还应该肩负起普及医学知识的社会责任。但将高深芜杂之专业知识科普化、大众化，又岂是容易之事？林丽珠教授的众弟子，均为扎根一线的医生，驭繁为简，历经三载，呕心沥血，终成"健康中国——中医药防治肿瘤丛书"，开启了肿瘤防治知识科普化的新篇章。

21世纪以来，传染性疾病在很大程度上受到控制，由于人类寿命的延长，老龄化社会的到来，肿瘤疾病遂成为常见病、高发病之一，其流行形势严峻，病死率、致残率高，给个人、家庭、国家带来巨大的痛楚和压力。各国政府每年投入大量的人力、物力对肿瘤疾病进行研究。随着研究的深入，我们正逐步揭开肿瘤疾病的面纱，肿瘤防治也有了长足的进展。因此，2006年世界卫生组织将肿瘤疾病定义为一种慢性疾病，可防可治，许多肿瘤患者得到及时医治，生活质量大大提高，生存时间也得以延长，治愈的病例不胜枚举。

但在我国，由于健康教育的普及不够，老百姓对肿瘤疾病缺乏正确的防治意识，缺乏行之有效的防治常识。一旦生病，或病急乱投医，或自暴自弃，或讳疾忌医，或迷信民间偏方及保健品等，而对于正规医院的系统医治却有抵触之心，因此常常造成失治、误治、延治，屡屡给生命财产造成损失，无不让人扼腕叹息。

中医药学对肿瘤的防治历史悠久，源远流长，内容博大精深，具有完整的理论体系及丰富的临床实践经验。《黄帝内经》曰："是故圣人不治已病治未病，不治已乱治未乱，此之谓也。"明确提出了"预防为主、防治结合"的思想，该思想指导着中医药学千百年来的临床实践，积累了丰富的经验。在漫长的历史长河中，中医药学为炎黄子孙防治恶疾、延年益寿做出卓越贡献，所得经验如繁花散落于古籍之中，点缀了中国几千年的文明。

中华人民共和国成立以来，在继承历代医家运用中医药学防治肿瘤的临床经验上，广大中医药工作者发皇古义，去伪存真，并积极吸收现代医学防治肿瘤的知识，形成了新的中西医防治肿瘤理论。在该理论的指导下，医务工作者积极利用一切手段防治肿瘤，并逐步形成和建立了中西医结合肿瘤防治体系，有利于提高中医对肿瘤疾病的防治水平，推广中医药在全球防治肿瘤领域的应用。

林丽珠教授为广州中医药大学第一附属医院肿瘤中心主任，行医三十余载，妙手仁心，大医精诚，诊治屡起沉疴，救人于癌肿苦痛之中。俗话说"授之以鱼，不如授之以渔"，林丽珠教授不仅重视临床实践，还身体力行做了许多防治肿瘤的科普推广工作。其与国医大师周岱翰教授合著的《中医肿瘤食疗学》出版后即一售而罄，2009年获广州市第二届优秀科普作品积极创作奖，为年度畅销书。林丽珠教授多次受邀主讲防癌科普知识，如"礼来网络大讲堂——肺癌患者教育""云山大讲堂——防治肿瘤·三师而行""治疗肿瘤，别把中医当成最后的救命稻草"等，受到广大民众的欢迎。

本套丛书从临床实践出发，注重通俗实用，就12个常见的肿瘤病种，结合临床病例，用生动有趣的语言，将深奥难懂的恶性肿瘤防治知识通俗化，矫正民众在对防治肿瘤的认识上存在的误区，从而学会正确合理防治恶性肿瘤的方法。

本丛书的出版对宣传肿瘤的防治意义非常，可供普通读者、医学生以及医务人员等参考，故乐为之序。

戊戌六月于羊城

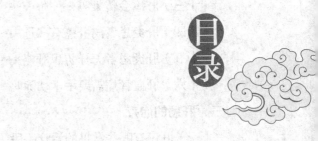

目录

引 子

案例一：张女士，44 岁，工人，因"右上腹疼痛半年，加重伴上腹部包块 1 个月"就诊。患者半年前无明显诱因出现右上腹钝痛，为持续性，有时会向右肩背部放射，无恶心呕吐，自服"去痛片"后有所缓解。近 1 个月来，右上腹痛加重，服止痛药效果不好，自觉右上腹饱满，有包块，伴腹胀、食欲不振、恶心，皮肤变黄，体重下降，遂在当地医院就诊，B 超显示肝脏有占位性病变，查肿瘤指标 AFP（甲胎蛋白）880 ng/mL。既往有"乙型肝炎"病史多年。进一步行腹部 CT（电子计算机断层扫描）检查，提示肝右叶结节状占位性病变，怀疑肝癌，后行手术切除，长期门诊复诊，一般情况良好。

危险信号之一：上腹部疼痛。

上腹部疼痛在肝癌患者中较为典型。通常表现为右上腹肝区间歇或持续性钝痛或胀痛，可放射至右胁肋部、右肩、右背甚至右腰部。疼痛时轻时重，或者短期自行缓解。疼痛因肿瘤生长的部位不同而有所变化：肿瘤位于肝右叶时，疼痛在右胁肋部；肿瘤位于左叶时，可引起中上腹或胃脘部的疼痛；肿瘤如果累及膈肌，疼痛可放射至右侧肩背部。疼痛的主要原因是肿瘤迅速增大，压迫肝包膜或者腹腔神经。

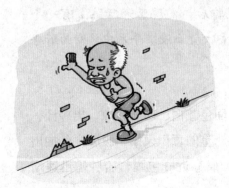

如果反复出现上腹部疼痛，建议及时到医院就诊。

案例二： 李先生，48岁，企业职员。就诊的李先生两个月前开始出现全身皮肤以及双目发黄，伴有皮肤瘙痒，夜晚加重，腹部胀满不适，口干口苦，食量减退，身体逐渐消瘦，后至医院检查，生化检查提示总胆红素明显升高。在医生的建议下，做了肝、胆、脾B超检查，显示肝门区有占位性病变，怀疑肝癌，肝内胆管明显扩张。目前正在治疗过程中，黄疸较前显著消退。

危险信号之二：黄疸。

肝癌患者出现黄疸较为常见，主要表现为全身皮肤及双眼巩膜黄染，尿色变黄，胆红素明显升高者还可出现皮肤瘙痒。肝癌患者黄疸的原因主要分为阻塞性黄疸和肝细胞性黄疸。前者主要是因为肝内及肝门区肿瘤结节或肝门淋巴结肿大压迫或侵入各级胆管，导致胆管不完全或完全阻塞，胆汁引流不畅，血中胆红素升高；后者则是由于肝细胞病变，对胆红素摄取、结合和排泄功能发生障碍，以致有相当量的非结合胆红素（UCB）潴留于血中，结果发生黄疸。因此，若出现身黄、尿黄或眼睛变黄等情况，应该及时就医。

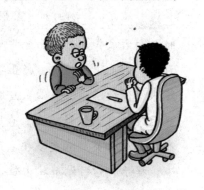

案例三： 小许是一个年轻的小伙子，只有26岁。有天中午，突感腹痛，并感心慌、头晕，送某医院急诊就医。经B超检查，发现其肝脏上有一肿块，还伴有液性回声。腹腔穿刺检查发现腹腔内有出血，医生当即决定为患者实施急诊手术。打开腹腔后，发现患者肝脏上有一个7.0 cm×7.0 cm大小的包块，腹腔中已淤积大量血液。手术中诊断为肝癌肿块破裂出血。

危险信号之三：肝癌出血。

临床表现为上腹疼痛、呕血、便血、面色苍白、四肢冰凉、出冷汗、脉搏细数、烦躁、血压下降、呼吸急促，严重的意识模糊，腹腔穿刺抽出不凝的血。肝癌肿块破裂出血可能因为肿瘤靠近肝包膜，若肿瘤迅速增大，导致肝包膜破裂并向腹腔内破裂出血；或肝癌伴肝硬化，肝门静脉高压而致食管胃底静脉曲张，诱发出血；或肝功能受损，凝血机制异常，也是肝癌肿块破裂出血的常见原因之一。自发性肿块破裂出血是肝癌严重致命的并发症之一，出血后如果得到及时救治可挽回生命。肝癌出血通常表现为呕血、便血等消化道出血症状，若出现呕吐鲜血，或呕吐食物中带血，或大便带血、黑便，此时需及时到医院就诊，在止血的同时，还要做进一步检查，以明确病因。

案例四： 钱先生，52岁，从事IT行业，一次在夜间加班时突然出现心慌、四肢震颤、冷汗淋漓、皮肤湿冷，并晕倒在地。同事送其至医院急诊，查血糖最低至1.3 mmol/L，考虑低血糖昏迷，予补充葡萄糖等处理后患者恢复清醒，自觉无大碍，遂要求出院。后在医生多次建议下，进行腹部CT检查，显示肝实质性占位性病变，伴门脉左支癌栓形成。肝硬化，腹腔积液。于是进行了肝左叶切除术，手术顺利。术后病理显示左半肝结节性肝细胞癌，Ⅱ级，大小结节混合性肝硬化。

危险信号之四：低血糖症。

钱先生因为出现低血糖昏迷而就诊。低血糖症是肝癌常见的并发症之一，在临床学有10%～30%的患者可出现不同程度的自发性低血糖，主要症状为头晕、心悸、乏力、皮肤苍白、湿冷，重者意识不清、昏迷。低血糖状态可以分为暂时性、复发性或持续性。肝癌伴低血糖症的可能机制为：①异位性产生胰岛素。②产生胰岛素样活性物质。③产生促进胰岛素释放因子。④抗胰岛素激素受抑制。⑤肿瘤消耗大量葡萄糖。⑥糖原枯竭。⑦肝新生糖原发生障碍。⑧肝癌细胞内产生胰岛素活性肽类，从而导致自发性低血糖症。如果是糖尿病患者就更容易混淆，以致误诊漏诊。临床上有时将低血糖昏迷误诊为肝性脑病，延误病情，甚至导致患者死亡。

案例五： 庄先生，65岁，平素身体健康。年前开始出现胃口欠佳，体重减轻，经常低热，自服感冒药，症状可缓解。在医生的建议下，进行全面的检查，腹部B超检查发现肝脏占位性病变，AFP 59 638 ng/mL，结合实验室检查诊断为肝右叶巨块型肝癌，需要入院进一步治疗。

危险信号之五：癌性发热。

肝癌发热是由于肿瘤坏死或肿瘤的代谢产物引起，医学上称为癌性发热。一般为低热，也可达 39 ℃，呈持续性，或午后低热。部分患者是由于合并胆道感染或肠道毒素吸收而引起，患者多有感染证据，发热伴寒战。对癌性发热，应用抗生素无效，应用激素或其他退热药物可暂时降温，但症状容易反复。若患者反复出现发热，发热非感冒、炎症引起，需到医院咨询就诊，同时排查是否可能为癌性发热。

案例六：彭女士，70 岁，农民。2007 年初开始出现反复腰骶部疼痛，伴有下肢麻木感，刚开始以为是腰椎间盘突出，予麝香止痛膏、芎芷止痛散等药物敷贴后腰痛可缓解，但腰痛症状仍反复出现。1 年后再至医院就诊，查腰椎 X 光及核磁共振检查，提示腰 4/5 骨质破坏并压缩性骨折，考虑骨转移癌；肝右叶巨大占位性病变，合并门脉癌栓，考虑原发性肝癌。需要入院进一步治疗。

危险信号之六：骨痛并有神经压迫。

肝癌出现骨转移并不多见，发生率仅为 2% ～ 14%，脊柱最易受累，其次为肋骨和长骨。骨转移灶局部可有明显压痛或神经压迫症状。脊柱转移常表现为腰背或颈肩部疼痛，继而肢体麻木，感觉异常，全身无力，出现脊柱压迫症状和截瘫。发现骨痛并有神经压迫症状，如发现骨转移，应进行 X 光或核磁共振检查，骨质有溶骨性破坏应当警惕是否为肿瘤骨转移，再结合 B 超、AFP 检查等进行肝癌疾病的排查。老年人出现腰背部疼痛可能是腰椎骨质增生引起，也可能是由肿瘤引发，若腰痛反复发作，需到医院检查清楚，在确诊之前不要轻易进行按摩、理疗等，以免加重或延误病情。

以上几个案例给我们呈现了肝癌发病的一些早期信号和典型症状，诸如上腹部疼痛、腹胀、胃口差、消瘦、身目黄染、消化道出血、低血糖反应、癌性发热或肿瘤骨转移所致腰背疼痛等，但临床上往往表现复杂，不一定像医学书上所写的出现各类典型症状。当身体出现这些不适症状时，应提高警惕，并及时到医院就诊进行排查。当然，还得提醒大家，每年定期做一次身体检查非常重要，这样有助于我们对疾病早发现、早治疗。

医师篇

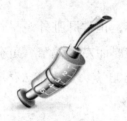

医师指导，合理用药
早期诊断，早期治疗
中西并重，早日康复

一、概述

肝脏对人如此重要，以致当得知患有肝癌的时候，很多患者都心灰意冷，万念俱失。简单地说，肝脏是和心脏、肺一样重要的器官，人没有了肝脏，就不能生存。"为什么肝癌会如此难治？"很多人发出这样的疑问。那么，让我们从肝脏的解剖、生理、病理等方面开始去寻找答案。

（一）肝脏的位置及功能特点

肝脏是人体最大腺体，正常肝脏外观呈红褐色，质软而脆。肝脏形态呈不规则楔形，右侧钝厚而左侧偏窄，可分为上下两面、前后两缘、左右两叶，重 1 200～1 600 克，约占成人体重的 1/50，男性的比女性的略重。

肝脏位于身体的右上腹，在右侧横膈膜之下，大部分肝被肋骨所覆盖和保护，仅在腹上区、右肋弓间露出并直接接触腹前壁，肝上面则与膈及腹前壁相接。分为左叶、右叶和尾状叶，左叶较小，右叶较大，右叶占整个肝脏体积的 60%～70%。肝有一定的活动度，可随体位的改变和呼吸而上下移动。医生在小孩子身上很容易触及肝脏，但在正常成年人身上则是触及不到的，因为它隐藏在右边及中间的肋骨下面，只有在肝肿大时才可以摸到。

肝脏有双重血液供应，这与腹腔内其他器官有所不同。肝动脉来自心脏的动脉血，主要供给氧气。门静脉收集消化道的静脉血，把来自消化道含有营养的血液送至肝脏"加工"。肝脏血液供应非常丰富，肝脏的血容量相当于人体总量的 14%。成人肝每分钟血流量有 1 500～2 000 毫升。

由此可见，肝脏具有肝动脉和门静脉双重血液供应的特征。这一方面有助于肝脏的物质代谢和肝组织的再生等，但另一方面也为肝脏肿瘤生长提供了丰富的血液供应，因此也使得肝癌容易出现血流转移或弥漫播散，使其相对其他肿瘤疾病，病情更加凶险，预后更加不良。

（二）肝脏是人体最重要的"加工厂"

肝脏独特的组织结构和血流特点，赋予了其复杂多样的生物化学功能。肝脏不仅在糖、脂类、蛋白质、维生素、激素等物质代谢中处于中心地位，而且还具有生物转化、分泌和排泄等方面的生理功能。肝脏是人体最主要、最重要的"加工厂"。

1. 生产和储备能源

肝脏能进行糖的分解，贮存糖原；参与蛋白质、脂肪、维生素、激素的代谢。若肝功能异常可能会引起各类物质合成及代谢障碍，以致营养不良、蛋白缺失、血糖波动、激素功能失调等。因此，肝癌患者可能因肝功能受损而出现消瘦、乏力、全身浮肿、血糖异常等表现。

2. 生产和分泌胆汁

肝细胞能不断地生成胆汁酸和分泌胆汁，胆汁在消化过程中可促进脂肪在小肠内的消化和吸收。胆汁代谢异常则使脂肪消化不良，肠道蠕动减慢，甚至引起肝性或阻塞性黄疸，通常表现为皮肤黄染及瘙痒、双眼变黄、尿色深黄等。

3. 解毒功能

人体在新陈代谢过程中，产生了大量的有毒物质，这时候，肝脏可以将进入体内代谢过程中所产生的有毒物质，通过氧化和结合的方式，变成无毒或毒性较小的物质，随大便或尿液排出体外。否则，大量毒性物质堆积可能损害肝肾功能，血氨堆积还可能导致肝性脑病，使患者出现行为异常、意识障碍，甚至昏迷的情况。

4. 制造凝血因子

为什么很多严重肝病的患者都容易出现出血的现象？这是因为人体的止血功能依赖"凝血因子"的帮忙，而肝脏是人体内合成多种凝血因子的主要场所，肝病可导致凝血因子缺乏，造成凝血时间延长及发生出血倾向。肝癌患者常常因凝血功能障碍而诱发皮下出血、内脏出血等情况。

5. 防御机能

肝脏是最大的网状内皮细胞吞噬系统。门静脉血中 99% 的细菌经过肝静脉窦时被吞噬。因此，肝脏的这一滤过作用极为重要。肝癌患者的免疫功能下降与肝脏吞噬功能下降有密切关系。

（三）什么原因会引起肝癌

肝癌是指原发于肝细胞或肝内胆管上皮细胞的恶性肿瘤，通常指肝细胞癌，又称原发性肝癌，是最常见的恶性肿瘤之一。原发性肝癌的病因至今未能完全阐明，但已证明与以下因素密切相关。

1. 病毒性肝炎

在我国，病毒性肝炎是导致肝癌的一个主要病因，尤其以乙型病毒性肝炎（简称"乙肝"）多见，患过乙肝的人比没有患过乙肝的人患肝癌的机会要高 10 倍之多。长期的临床观察发现，肝炎、肝硬化、肝癌是不断迁移演变的三部曲。慢性乙肝大概要到 20 年后才会演变成肝硬化，而肝硬化之后需要 15 ～ 20 年后才会变成肝癌。当然，这都是估计的时间，病情的实际进展因人而异，视乎肝炎病毒的活跃程度而定。活动性肝炎患者需长期进行抗肝炎病毒治疗，并需每 3 ～ 6 个月进行相关复查。

肝病变三部曲

近年来发现，丙型肝炎病毒对肝脏细胞的破坏力并不亚于乙型肝炎病毒，感染丙型病毒性肝炎而发展为肝癌的例子也比较多见。

2. 酒精

俗话说"饮酒伤肝"，饮酒并不是肝癌的直接病因，但它能够促进癌的发生和进展。酒精进入人体后，主要在肝脏进行分解、代谢，酒精对肝细胞的毒性能使肝细胞对脂肪酸的分解和代谢发生障碍，引起肝内脂肪沉积而造成脂肪肝，进而引起肝纤维化、肝硬化。少量喝酒有益身心；大量饮酒或者长期酗酒，酒精的代谢超过肝脏的代谢功能，则容易引起肝细胞变性坏死或癌变。酒精性肝硬化可隐匿起病，表现为轻度乏力、腹胀、肝脾轻度肿大、轻度黄疸、肝掌、蜘蛛痣等，肝硬化进一步发展可诱发肝癌。长期酗酒，或者嗜好烈酒，危害更大。大量实验证明，假酒、劣酒，尤其是含有工业酒精的假酒或者被污染的酒，其致癌作用更强。

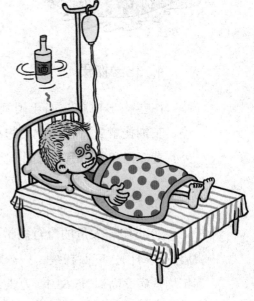

3. 饮食因素

长期进食霉变食物、含亚硝胺食物及缺乏微量元素硒也是促发肝癌的重要因素。

（1）黄曲霉毒素目前已被证实有明确的、强烈的致癌作用，主要存在于霉变的粮食中，如玉米、花生、大米等。黄曲霉毒素是一类化学结构类似的化合物，均为二氢呋喃香豆素的衍生物。黄曲霉毒素是由黄曲霉寄生曲霉产生的次生代谢产物，在湿热地区，食品和饲料中出现黄曲霉毒素的概率最高。

动物实验证实，长期食用霉变的花生、玉米以及用地沟油炸出来的油条可使肝癌的发生率增加 33%～66%。

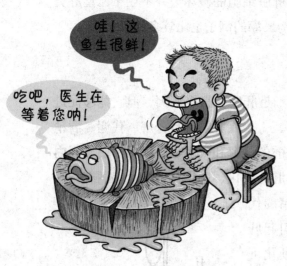

另外，使用过期的一次性筷子用餐也有可能摄入黄曲霉毒素。

（2）肝癌的发生也与华支睾吸虫、肝片吸虫、血吸虫、绦虫等寄生虫感染因素相关。如华支睾吸虫对肝细胞产生直接破坏，虫卵不断刺激肝胆管，使肝胆管上皮细胞增生、重构，最后导致肝癌的发生。此种感染多见于喜欢吃鱼生、钉螺较多的地区，如广东的顺德地区等。

4. 化学物质

一些化学物质，如亚硝基化合物、四氯化碳、氯仿等可以引起肝癌，长期接触或者食用此类物品，可导致肝细胞变性、坏死、癌变。此外，黄樟毒和农药等都可能导致肝癌的发生。

5. 水源污染

20 世纪，大量的流行病学调查发现，我国沿海一些地区，例如江苏启东、海门，广西扶绥，广东顺德地区是肝癌高发区，其中江苏启东市年均发病率高达 55.63/10 万人，死亡率为 47.93/10 万人。广西扶绥、广东顺德、湖南、四川等地肝癌死亡率亦居恶性肿瘤死因的首位，远较其他地区高。进一步研究发现，致病原因可能与当地人饮用的沟塘水中蓝藻的某些种类（如微囊藻）产生的毒素（简称 MC）有关，大约 50% 的绿潮中含有大量 MC。MC 除了直接对鱼类、人畜产生毒害之外，也是人类肝癌发病的重要诱因。MC 耐热，不易被沸水分解，但可被活性炭吸收，所以可以用活性炭净水器对被污染水源进行净化。自 20 世纪 70 年代以来，通过改进水质等防癌措施，到 90 年代初，启东市的肝癌死亡率较 20 年前下降了近 30%，扶绥县的肝癌发病率也下降了 25%①。

长期接触污染水质会导致肝细胞变性、坏死、癌变。

6. 不良情绪

中医讲七情致病，就是说喜、怒、忧、思、悲、恐、惊都是致病的因素，情绪过激常常是导致癌症发生发展的一个重要因素，其中又以怒、忧最为明显。若长期情志郁怒，可使情志不得发泄而致肝气郁结，气滞则血瘀，瘀血结于腹中，日久可变生积块。不良的情绪得不到正常的发泄，积于体内，会影响人的饮食和睡眠，以至整个机体的新陈代谢，导致免疫功能下降而致肝癌。

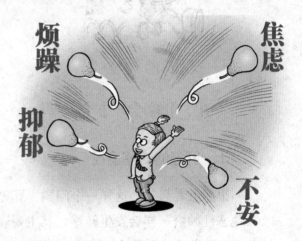

（四）我国的肝癌发病与分布情况有何特点

《全球癌症报告 2014》显示，中国新增癌症病例高居世界第一位，其中肝癌的新增病例和死亡人数均居世界首位。目前，我国肝癌的发病率约为 25.7/10 万人，成为死亡率仅次于胃癌、肺癌的第三大恶性肿瘤。在我国，90% 以上的肝癌发病与病毒性肝炎逐渐发展相关。我国有两个肝癌高发地区：江苏启东和广西扶绥。从我国肝癌的地理分布特点来看，沿海高于内地，东南和东北地区高于西南、西北和华北地区。在高发区，肝癌病死率向低龄化推移，死亡年龄高峰在 50 岁左右，提示肝癌

---

① 郭静，陈壮忠. 喝水能致癌是天方夜谭吗？［N］. 健康养生周刊，2012-09-11：B7.

高发病率年龄组趋于年轻化。

肝癌可发生于任何年龄，我国发病的平均年龄为 40～45 岁，美国为 55～65 岁。一般来说，男性较女性有较高的易感性。肝癌起病隐匿，恶性程度高，手术切除率低，预后极差，大多数患者在确诊后 1 年内死亡。因就诊时 80% 的患者已属中晚期，治疗难度大、疗效差，因此人们称肝癌为"癌中之王"。

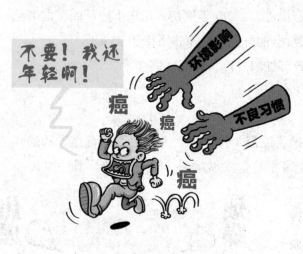

（五）肝癌会"扩散"吗

1. 肝癌的转移途径

很多患者都关心这样一个问题，肝癌会"扩散"吗？其实，肝癌和其他恶性肿瘤一样会发生转移，其主要通过 3 种途径进行转移：血行转移、淋巴道转移和种植性转移。

（1）血行转移。

血行转移是肝癌最常见的转移方式，首先是肝内转移，如形成门静脉癌栓。肝内转移可以表现为在肝癌结节的周围有多发的小的转移灶，我们把这些转移灶称为卫星灶或子灶。

其次，肝癌也可以经过血液途径转移到远处的器官，形成转移灶。如肺部转移，表现为肺部的周边有圆形的结节，多数为多发，在胸片上看似棉花球一样。再次，肝癌还可以转移到骨、肾上腺、脑等处。

（2）淋巴道转移。

为何有些肝癌患者会出现浅表淋巴结肿大？因为肝癌可以经淋巴道转移，最常见的部位是肝门淋巴结、腹主动脉旁淋巴结，其他部位还有锁骨上淋巴结和颈部淋巴结。

（3）种植性转移。

如果肝癌发生破裂，癌细胞会脱落并种植在肠系膜上，最多见的部位是盆腔，也可以种植到大网膜、膈肌等。腹腔种植性转移容易导致腹水，所以在临床上常常见到肝癌患者腹部膨隆胀满，小便短少。

2. 肝癌常见的转移部位

总体来讲，肝癌转移以肝内转移以及腹腔淋巴结转移较为多见，其他远处病灶的转移，较为多见的是骨、脑部转移。肝癌转移预后差，治疗棘手，因此更应该引起重视，只有弄明白转移后的症状，才能做到早发现。

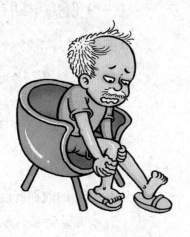

（1）肝癌骨骼转移。

肝癌可能转移到全身各处的骨骼，不过常见的转移部位是椎体、髋骨、髂骨、肋骨、股骨等。

骨转移的主要表现是疼痛和相应骨骼的功能障碍。例如，椎体转移的患者会感到腰背部疼痛，如果检查椎体，相应的椎体有明显的压痛，如果继续发展，转移灶进一步压迫或侵犯脊髓，可引起截瘫。

（2）肝癌脑部转移。

肝癌脑部转移比较少见，一旦转移则预后很差，治疗也比较棘手。脑转移的主要表现是头痛、恶心和呕吐，部分患者可出现脑实质受损而引起相应的躯体功能异常。例如脑转移压迫视神经可引起复视，甚至失明；若是侵犯小脑则会引起眩晕；压迫基底节会引起肢体的运动障碍，如偏瘫等。

二、肝癌的诊断

（一）肝癌早期有哪些蛛丝马迹

肝癌的起病非常隐匿，早期一般没有任何症状，当患者出现较为明显的症状时，病情一般已属晚期。肝癌的典型症状以肝区疼痛最为常见，其次为上腹部包块、胃口差、乏力、消瘦等。但大部分病例症状都不具有特征性，以下几项较为常见。

1. 肝区疼痛

超过 50% 的晚期肝癌患者以肝区疼痛为首发症状。肝区疼痛一般位于右上腹或者胃脘部下方，疼痛性质为间歇性或持续性隐痛、钝痛或胀痛等，疼痛前一段时间内可有肝右上腹部不适。若肝癌患者突然出现肝区剧烈疼痛，伴有血压下降、休克，腹腔穿刺有血性液体，则可能出现癌结节破裂出血，需紧急抢救。

2. 消化道症状

肝癌患者常有食欲下降、消化不良、嗳气、恶心等消化道症状，肝功能损害明显时，会出现厌油腻的症状。国内外均有报道，腹泻在肝癌患者中发生率也较高，这类肝癌易被误诊为慢性肠炎。而门静脉或肝静脉癌栓所致的门静脉高压及肠功能紊乱可致腹胀、大便次数增多等。

3. 发热

肝癌的发热多为癌性发热，表现为低烧，反复发作，为肿瘤组织坏死后释放致热源进入血液循环所致。因此反复发热的患应者注意检查肝脏情况。

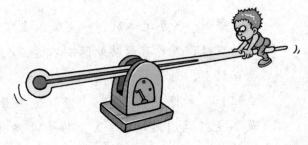

4. 消瘦乏力

肝癌患者与慢性肝炎患者表现相似，会出现乏力症状，可能是由于消化功能紊乱、营养吸收障碍导致能量摄取不足，肝功能受损使某些代谢物不能排出所致。随着病情发展，消瘦与乏力症状会加重，最后甚至会出现肿瘤的恶变情况。

5. 肝外转移灶症状

如肺部转移可以引起咳嗽、气促、憋闷感，如果出现反复咳嗽、难以治疗时，在检查肺部的同时，也应检查肝脏；胸膜转移可以引起胸痛和血性胸腔积液；骨转移可以引起骨痛或病理性骨折等。

6. 黄疸、出血倾向

出现皮肤发黄、双眼黄染、小便深黄等症状，或者牙龈、鼻出血及皮下瘀斑等症状的患者，应检查肝脏。有消化道出血的患者，也要进行肝脏的检查，以排除肝癌引起胃底静脉曲张破裂而导致的出血。

7. 伴癌综合征

伴癌综合征即肝癌组织本身代谢异常或癌组织对机体产生的多种影响引起的内分泌或代谢紊乱的症候群。其临床表现多样且缺乏特异性，常见的有自发性低血糖症、红细胞增多症；有些患者有时会突然出现夜间昏迷、大汗淋漓等低血糖性昏迷的表现。

（二）甲胎蛋白（AFP）的前生今世

案例：老李退休后，一直赋闲在家，最近出现胃口不好、体重下降的现象，且时有两胁处隐痛不适，人看起来无精打采，在老伴的不断劝说下，老李到医院看病。"医生，是胃病还是肝病呢？不会是癌症吧！"老伴关切地问。"嗯。这个最好还是做一些检查，来确定是不是肝病引起的。"医生给老李看完病后说。"那要做什么检查呢？""最好是检查一下甲胎蛋白、肝功能、乙肝两对半、肝区 CT 等，争取明确原因啊！"

为了有效地治疗肝癌，早发现、早诊断、早治疗（常称"三早"）是关键，而早诊断是最重要的一环。然而，癌细胞就像隐藏在人海中的杀手一样，很难被人识别。近几十年来，科学家做了大量的研究，以大海捞针式的化验检测方法，通过"杀手作案"时留下的"蛛丝马迹"来破案。临床上把这种痕迹称作"癌性标志物"，甲胎蛋白（AFP）就是肝癌最特异的标志物。

正常人也有可能出现 AFP 升高。AFP 是单链糖蛋白，是一种胚胎性相关蛋白。正常情况下，这种蛋白主要来自胚胎的肝细胞，胎儿出生约两周后甲胎蛋白从血液中消失，因此正常人血清中甲胎蛋白的含量尚不到 20 μg/L。如果成年人 AFP 升高，那么就要怀疑是不是有肝癌，准确地说，是不是有肝细胞癌。但睾丸或卵巢胚胎癌的患者、肝炎或肝硬化活动期的患者、部分继发性肝癌和少数消化道肿瘤患者也能在血中查到甲胎蛋白。

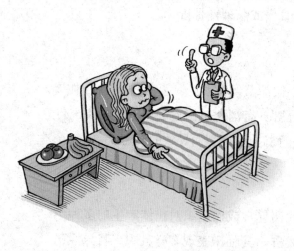

如果验血查到一定浓度的甲胎蛋白，但患者也没有肝炎或肝硬化活动的证据，也没有怀孕，而且睾丸或卵巢也扪不到肿瘤，就应该高度怀疑肝

癌。这时一定要抓紧做相关检查。

到目前为止，甲胎蛋白仍然是肝细胞癌诊断中最好的"肿瘤标记"。

甲胎蛋白对肝细胞癌的临床价值可归纳为：

（1）除病理诊断外，甲胎蛋白是各种定性诊断方法中最有价值的诊断方法。

（2）甲胎蛋白是早期诊断的重要方法之一，可以在癌变症状出现前半年到一年做出肝癌的诊断。AFP 具有早期诊断肝癌的价值，这是 AFP 优于其他癌性标志物难能可贵的特点。医务人员通过检测 AFP，在人群中筛查或者在临床上诊断肝癌，并采取手术或相应治疗，已使众多的肝癌患者得以延长生命甚至最终战胜肝癌。文献资料还证实：原发性肝细胞癌中，70%～90% 的患者 AFP 呈阳性，通常 AFP 的血清浓度与肿块的大小和肿瘤细胞的分化程度有一定相关性。正常肝细胞不会产生 AFP，癌变的肝细胞则重新获得合成 AFP 的能力，且随着癌细胞的疯狂倍增，AFP 的浓度可进行性增高。

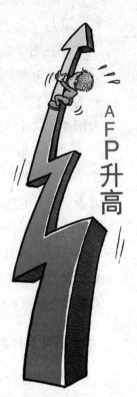

（3）甲胎蛋白的升降还可反映病情的变化和治疗的效果。AFP 的升降可作为判断肝癌预后或手术及各种抗癌治疗效果观察的指标，AFP 大幅度下降多提示治疗有效，若下降后再次升高，则预示肝癌有复发、转移迹象。

发生肝癌时，肝癌细胞不断增殖，癌细胞能合成或分泌较多的 AFP 释放入血液，血液中的 AFP 可明显增高，并且是持久性的升高。AFP 检查诊断肝细胞癌的标准为：① AFP 大于 400 μg/L 持续 4 周。② AFP 指数进行性升高。③ AFP 在 200 μg/L 以上的中等水平持续 8 周。同时需要配合其他影像学、细胞学手段来确诊肝癌。另外妊娠期妇女，急慢性肝炎、肝硬化、某些胚胎癌、生殖细胞肿瘤、消化道癌症等患者，血液中的 AFP 也有不同程度升高。

（三）"小三阳"更容易致癌吗

所谓"小三阳"是指慢性乙型病毒性肝炎（简称"乙肝"）患者或乙肝病毒携带者体内乙肝病毒的免疫学指标，即乙肝表面抗原（HBsAg）、乙肝 e 抗体（HBeAb）、乙肝核心抗体（抗 HBC）三项阳性。其与"大三阳"的区别在于"大三阳"是 e 抗原阳性、e 抗体阴性，而"小三阳"是 e 抗原阴性、e 抗体阳性。"小三阳"患者分两种情况：其一是病毒阴性的"小三阳"，其二是病毒阳性的"小三阳"。某些人常认为"大三阳"严重而"小三阳"就没事，其实这是一个认识误区，病毒阳性的"小三阳"的危害越来越受到肝病专业医务者的重视。

"小三阳"一般为慢性乙肝和慢性乙肝病毒携带者乙型肝炎病毒急性感染趋向恢复的标志，由于其临床症状不明显，易被忽视，故对人体健康有较大的潜在危险性。

相比之下，"大三阳"患者临床症状严重，易被重视而加以治疗；而"小三阳"或其他模式症状较隐蔽，故在原发性肝癌患者中检出率远低于"大三阳"患者。"小三阳"患者如果存在不注意休息、酗酒等危险因素，就会加重对肝脏的损害，逐步形成肝硬化，最终可导致原发性肝癌。

（四）B 超对于肝癌的诊断有何作用

当患者被检查出肝功能异常时，医生常常会建议患者："做一个肝胆 B 超吧！"的确，在肝胆疾病的筛查和随访中，肝脏超声具有无可取代的地位。B 超实现了无创性检查，且检查费便宜，操作简单，结合 AFP 的血清学检测是肝癌筛查的标准方法。

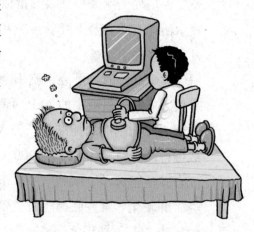

B 超对于肝癌的诊断价值归纳为：

（1）确定肝内有无占位性病变。目前，直径 1 厘米的小肝癌已不难查出。

（2）鉴别良性或恶性肿瘤。肝囊肿是肝脏的囊性病变，其囊肿是液性的，超声诊断肝囊肿是非常准确的。而肝癌是实质性的占位性病变。对实质性占位性病变，超声显像也可以帮助鉴别是良性病变还是恶性病变。

（3）确定肝癌肿瘤位置，尤其是与肝内血管的关系。

（4）有助于了解肝癌在肝内以及邻近组织器官的播散与浸润。

超声检查还可以在手术时使用，称为术中超声。只要将超声的探测头进行无菌消毒，就可以在手术台上由医生来操作，它可以帮助查出手术前遗漏的小肝癌，可以更清晰地反映肿瘤与重要管道的相互关系。

当然，医生还可以在超声导引下，用细针穿刺肝脏取活体组织做检查；或者在超声引导下，在肿瘤内注入无水酒精，促使肿瘤坏死。

超声与其他定位诊断方法比较，敏感性相仿，但却是非侵入性的，患者没有任何痛苦，易于重复应用。而且超声价格相对比较便宜，又没有放射线的损害。其缺点主要是容易受肺及肋骨影响，存在超声盲区。

（五）CT 对肝癌的诊断有帮助吗

CT 是目前肝癌定位和定性诊断中最重要的常规检查项目，常用于肝癌的筛查、追踪随访等。

对于肝癌，CT 的诊断价值可以归纳为以下几点：

（1）提供较全面的信息，了解肿瘤大小、部位、数目及肿瘤内有无出血等。

（2）了解病变性质，尤其增强扫描，有助于鉴别血管瘤。

（3）对于直径小于 1 厘米的小肝癌，CT 动脉—门静脉显像检出率可达 72%。

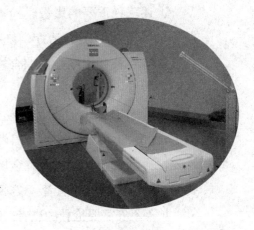

（4）CT – 动脉碘油造影有可能显示直径为 0.5 厘米的肝癌，对肝癌结节同时有诊断作用。

（5）了解肝周围组织器官是否有癌灶。

目前的 CT 设备发展很快，实现了更高、更快、更全面的检查，对于肝癌的诊断，单纯普通 CT 有时不能准确地判断病灶情况，建议采用 CT 增强扫描。CT 增强扫描需要使用碘造影剂，如有对碘过敏者或本身存在甲亢者要慎用，或者可选择改为核磁共振（MRI）进行检查评估。在 CT 检查过程中检查者将接受少量放射线，通常来讲，在不影响临床治疗需要的前提下，患者需尽量避免过于频繁的 CT 扫描和评估。

（六）MRI 检查对肝癌诊断有何价值

核磁共振检查是断层成像的一种，它利用核磁共振现象从人体中获得电磁信号，并重建人体信息。

核磁共振具有无放射性辐射、组织分辨率高等多个优势，可以多方位、多序列成像，对肝癌病灶内部的组织结构变化如出血坏死、脂肪变性以及包膜的显示和分辨率均优于 CT 和 US（超声波）彩超。具体表现如下：首先，MRI 对良性及恶性肝内占位性病变尤其是与血管瘤的鉴别，效果优于 CT；其次，无须增强扫描即能显示门静脉和肝静脉的分支，对于小肝癌筛查，MRI 优于 CT；再次，MRI 对软组织的分辨本领远较 CT 要好；最后，MRI 与 CT 不同，它没有放射线对人体的不利影响。

MRI 也存在不足之处，它的空间分辨率不及 CT，带有心脏起搏器的患者或有某些金属异物植入者不能做 MRI 检查。另外，MRI 价格比较昂贵，检查的时间比 CT 要长许多。

上述三种重要的影像学检查技术，是临床上最常用的检查手段，在肝癌的筛查、诊断、治疗、随访中均有非常重要的地位，他们各有特点，优势互补，应该强调综合检查，全面评估。具体如何检查，可在临床医生的指导下进行选择。

由于 MRI 检查在封闭的磁场环境中进行扫描，所以需要注意排除以下情况：①带有心脏起搏器者。②人工瓣膜置换术后患者。③体内有铁磁性血管夹者。④体内有金属异物者。⑤扫描野内或附近含有铁磁性物品。⑥幽闭恐惧症患者。⑦不能平卧 30 分钟以上，神志不清、严重缺氧、烦躁不安需要抢救的患者。⑧ MR 扫描室有带磁体的物品。

（七）PET-CT 是必须要做的吗

正电子发射型计算机断层显像（PET-CT）是将 PET 与 CT 融为一体而成的功能分子影像成像系统，既可由 PET 功能显像反映肝脏占位性病变的生化代谢信息，又可通过 CT 形态显像进行病灶的精确解剖定位，并且同时通过全身扫描可以了解整体状况和评估转移情况，达到早期发现病灶的目的，同时可了解肿瘤治疗前后病灶的大小和代谢变化，肿瘤的活性及代谢情况。

但是，PET-CT 对肝癌临床诊断的敏感性和特异性还需进一步提高，而且费用昂贵，具有一定的放射性，在我国大多数医院尚未普及应用，不推荐其作为肝癌诊断的常规检查方法，可以作为其他手段的补充。

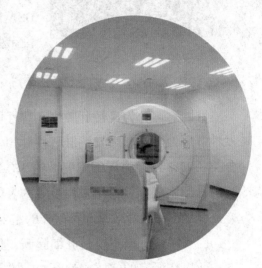

PET 显像可用于评价肝癌介入、适形放疗、射频消融术的疗效，对治疗后肿瘤残余和复发的诊断明显优于 CT。

（八）选择性肝动脉造影有何作用

肝动脉造影技术（DSA）在原发性肝癌精准肝切除术前评估中具有重要作用，肝动脉造影在原发性肝癌供血血管的精准显示方面，以及在术前精准发现小于直径 1.0 厘米的肝内转移灶或卫星病灶方面具有显著优势。

肝癌的肝动脉造影是通过股动脉穿刺，将微创壳管探入肝动脉进行造影的方法。DSA 检查的意义不仅在于诊断和鉴别诊断，而且在术前或治疗前可用于估计病变范围，特别是了解肝内播散的子结节情况；也可为血管解剖变异、重要血管的解剖关系以及门静脉浸润提供正确客观的信息，对于判断手术切除的可能性和彻底性以及决定合理的治疗方案有重要价值。DSA 检查是一种侵入性创伤性检查，可用于其他检查后仍未

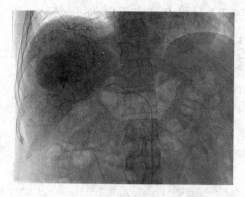

能确诊的患者，也可用于准备行肝动脉化疗栓塞（TACE）术的患者，可以较好地显示肝脏肿瘤的供血情况，为肝化疗栓塞做更好的准备。此外，对于可切除的肝癌，即使影像学上表现为局限性可切除肝癌，也有学者提倡进行术前DSA 检查，其有可能发现其他影像学手段无法发现的病灶和明确有无血管侵犯。

（九）肝癌患者需要进行病理学检查吗

肝肿瘤可分为良性肝肿瘤和恶性肝肿瘤，恶性肝肿瘤又可以分为原发性肝恶性肿瘤和继发性肝恶性肿瘤。原发性肝恶性肿瘤按组织学类型分类，95% 以上为肝细胞癌，约 3% 为肝内胆管细胞癌，有部分患者兼有两种细胞成分，近年来发现后两者的比例有所升高。这就是为什么同样是肝癌，而治疗效果却不一样的主要原因。

因为以往肝癌主要是肝细胞癌，具有一定的分泌性，AFP 往往会升高，所以在所有的实体瘤诊断中，唯有肝癌可采用临床诊断标准，国内外均认可。但是近年来发现越来越多的 AFP 阴性肝癌，这主要有以下几个原因：①体检的普及化，尤其是 B 超的普及，能够更早期地发现肝癌。②有的肝细胞癌不表达 AFP。③肝内胆管细胞癌的比例有一定的升高，肝内胆管细胞癌一般也不表达 AFP。此外，许多分子靶向药物的使用要求能够获得肿瘤分子标志物的信息。所以，和其他肿瘤一样，病理仍是诊断肝癌的重要指标。

（十）肝穿刺活检存在哪些风险呢

一般在超声或者 CT 引导下经皮肝穿刺空芯针活检或细针穿刺，或者手术时，进行组织学或细胞学检查，可以获得肝癌的病理学诊断以及

了解分子标志物等情况，对于明确诊断和病理类型、判断病情、指导治疗以及评估预后都非常重要，近年来越来越多地被采用。如果出现肝癌远处转移，也可以对转移灶进行活检来明确诊断。但所有的穿刺操作都是有利有弊的，存在一定的局限性和危险性。那么，肝穿刺活检有哪些风险呢？总体来说，随着影像学定位以及穿刺技术的改进，目前进行肝穿刺活检风险基本可控，无须太过担心。其主要的风险有以下三方面。

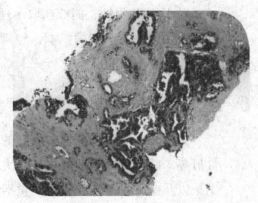

1. 出血

出血可在腹腔内、胸腔内或者肝脏内，量一般较少。

2. 局部疼痛

局部疼痛是肝穿刺最常见的并发症，局部疼痛的部位主要有活检部位的不适、放射至右肩的疼痛和短暂的上腹痛。大部分较轻微，也可为短暂的中度疼痛，一般不超过 24 小时，不需做特殊处理，仅有极少数疼痛剧烈者需要服用止痛剂。

3. 腹膜炎

腹膜炎是严重的并发症，但比较少见，多发生于肝外阻塞性的深度黄疸者。

总体来讲，大多数并发症都发生在活检后 3 小时内。如果患者体质较差，有明显出血倾向，患有严重心、肺、脑、肾疾患和全身衰竭，应禁止穿刺活检或者手术。

（十一）医生如何诊断肝癌

在肝癌的诊断中，目前仍分为病理学诊断和临床诊断两大部分。

1. 病理学诊断标准

对于 AFP 阴性，能够获取病理标本者，肝占位病灶或者肝外转移灶活检或手术切除组织的标本，经病理组织学或细胞学检查诊断为肝癌，此为诊断的金标准。

2. 临床诊断标准

如果无法取得病理标本诊断的，可考虑临床诊断，主要适用于原发性肝癌。临床诊断一般取决于三大因素，即慢性肝病背景、影像学检查结果以及血清 AFP 水平，主要包括以下几点。

（1）具有肝硬化以及乙型肝炎病毒（HBV）和丙型肝炎病毒（HCV）感染（HBV 和 HCV 抗原阳性）的证据。

（2）典型的原发性肝癌影像学特征：同期多排 CT 扫描或动态对比增强 MRI 检查，显示肝占位性病变，在动脉期快速、不均质的血管强化，而静脉期或延迟期快速洗脱。

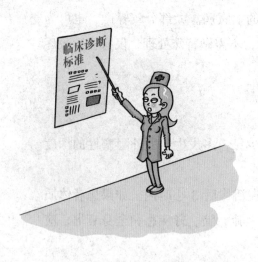

①如果肝占位性病变直径不小于 2 厘米，CT 和 MRI 两项影像学检查中有一项显示肝占位具有上述肝癌的特征，即可诊断为原发性肝癌。②如果肝占位性病变直径为 1～2 厘米，则需要 CT 和 MRI 两项影像学检查都显示肝占位性病变具有上述肝癌的特征，方可诊断为原发性肝癌，以加强诊断的特异性。

（3）血清 AFP ≥ 400 μg/L 持续 1 个月或 ≥ 200 μg/L 持续 2 个月，并能排除其他原因引起的 AFP 升高，包括妊娠、生殖系胚胎源性肿瘤、活动性肝病及继发性肝癌等。

结合我国的国情、既往的国内标准和临床实际，我国医学专家在诊断肝癌的时候，要求在同时满足以上条件中的（1）+（2）①两项或者（1）+（2）②+（3）三项时，才可以确立肝癌的临床诊断。

（十二）肝囊肿是肿瘤吗

1. 肝囊肿和肝癌

案例：一进诊室，小敏就哭哭啼啼的。"怎么了，不要着急，有话好好说嘛！医生和你家里人都会帮助你的啊！"陈医生和家属费了半天的口舌，才将小敏的情绪给安定下来。这时，小敏摊开体检报告，只见上面写着"右肝囊肿，建议定期检查"。"肝囊肿不是肝癌，你紧张什么？"陈医生笑着说。"这个不是肝癌？"小敏疑惑地看着医生。陈医生只得从头将肝囊肿和肝癌的区别讲起，他已经记不清这是第几回了，许多人都曾给"肝囊肿"吓得不知所措。

按 语

> 肝囊肿和肝肿瘤是不一样的，也没有直接的关系，它是肝囊泡样病变的统称。肝囊肿，通俗点说就是肝脏中的"水泡"。绝大多数的肝囊肿都是先天性的，即因先天发育的某些异常导致了肝囊肿形成。后天性的因素少有，如在牧区，人们染上了包囊虫病，在肝中便会产生寄生虫性囊肿。外伤、炎症也可以引起肝囊肿。

肝囊肿是肝良性疾病，在肝疾病中也是比较常见的，一般没有不适的症状，通常患者都是在体检时发现的。一般肝囊肿生长的速度非常缓慢，有的患者可终身不出现症状。有症状的患者需要根据患者囊肿的位置、囊肿的大小和数量，以及有无对肝脏造成压迫而采取合适的治疗方案。

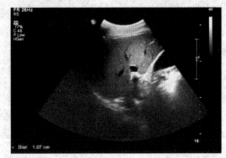

一般没有症状的肝囊肿，不会影响肝脏的功能，也不会发展为肝癌，所以不

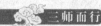

用治疗，根据病情需要做好定期检查就可以了。如果患者出现不适的症状，肝囊肿太大影响到了肝脏的功能，那就应该选择手术或其他方案进行治疗了。

2. 得了肝囊肿应该如何治疗

肝囊肿的治疗应视囊肿的大小、性质及有无并发症而定。直径大于5厘米并出现压迫症状者可在超声引导下穿刺抽液，以缓解压迫症状。抽液后再向囊肿腔内注射无水酒精进行化学消融，以破坏囊肿壁上皮细胞，防止囊肿复发。此法操作简便，不需剖腹，创伤小，效果明确，目前逐渐成为治疗肝囊肿的首选方法。

需要注意的是囊肿有感染时容易导致肝脓肿，宜做引流术，同时加强抗感染处理。

（十三）肝癌会传染吗

一提起肝癌，大家就"色变"，生怕被传染，因此都把患有癌症的人群视为恶魔而不敢靠近，这也让许多患者更加自卑、害怕，从而导致病情恶化。那么肝癌会不会传染呢？

所谓传染，简单地说，就是某种疾病从一个人身上通过某种途径传播到另一个人身上。到目前为止，可以肯定地说，肝癌不会传染。密切接触肝癌患者的人或护理肝癌患者的家属都不必担心会传染上肝癌。

按语

肝癌虽然是不会传染的，但肝癌的发生与乙型病毒性肝炎及丙型病毒性肝炎这些传染性疾病是有密切联系的。

如果患者是病毒性肝炎转化为肝癌的，在其病毒性肝炎阶段是可能传染的。肝癌同时伴有活动性肝炎就具有传染性了，有传染性的是肝炎，而不是肝癌。因此，肝癌患者的家人也不可掉以轻心，因为肝癌的发生因素有很多会影响到肝癌患者的周围人群。人们应该在生活中注意自己和家人的饮食习惯和生活方式。并且要有一个良好的心态，积极乐观地面对疾病和患者，适当地去关心、爱护他们，不让他们在身体受到创伤的同时，心理再受到打击，帮助他们在心理上战胜疾病。

（十四）肝炎患者离肝癌有多远

在肝癌患者中，约 1/3 的人有慢性肝炎病史，尤其是病毒性肝炎。而我国，约 90% 的肝癌患者有 HBV 感染背景，10%～30% 的肝癌患者有 HCV 感染背景。病毒性肝炎是导致肝癌的一个主要病因。长期的临床观察中发现，肝炎、肝硬化、肝癌是不断迁移演变的。

据统计，全世界无症状乙肝病毒携带者（HBsAg 携带者）超过 2.8 亿，我国约占 9 300 万。大部分长期病毒携带者日常无疾病的进展，其中约 25% 则会出现慢性肝炎及肝损害的临床表现，并逐渐演变成肝硬化，或因此导致肝癌。医学统计表明，我国原发性肝癌中 90% 以上都是 HBsAg 阳性的乙肝患者，也就是说，乙肝病毒的持续感染是最主要的原因。认真回顾一下原发性肝癌的病史，人们不难发现，近一半患者都是所谓的"健康病毒携带者"，这一表现给医患双方都敲响了警

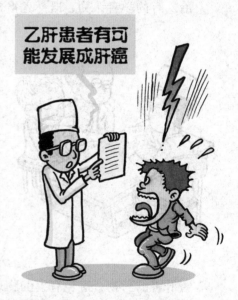

钟：乙肝患者如不及时规范治疗，有可能逐渐发展成肝癌。只有进行科学、规范的治疗，才能有效地预防乙肝转化为恶性肿瘤。否则，听之任之，乙肝病毒的持续感染复制、炎症促使的纤维化病变将不可避免地导致肝硬化甚至肝癌的发生。

那么，有多少肝癌是由乙肝引起的呢？

在我国的肝硬化和肝癌患者中，80%～90% 是乙肝病毒携带者。在临床中，肝硬化患者发病的平均年龄是 35 岁，肝硬化患者中 6%～15% 在 5 年后会发展为肝癌。当然也不是所有感染了乙肝病毒的人都最终会

发展为肝硬化和肝癌，关键是要及时控制乙肝病毒。

积极防治肝炎是预防控制肝硬化和肝癌的有效手段。从给婴幼儿接种乙肝疫苗预防乙型肝炎开始，减少肝炎的发病机会；患了肝炎应该积极治疗，防止肝炎进一步发展。

（十五）肝炎患者怎样防患肝癌

1. 抗病毒，早防治

肝癌的机理目前尚未完全弄清楚，因而也没有很有效的办法加以防治。有的学者认为，既然乙肝病毒是罪魁祸首，那么防治乙型肝炎将有

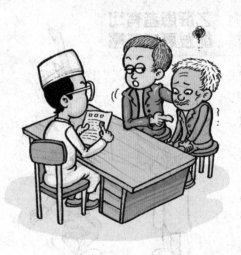

利于减少肝癌的发生。持不同意见的科学家则认为，肝癌发生的因素非常复杂，乙肝病毒只是始动原因。因为许多人感染了乙肝病毒，只有一部分人发展成肝硬化，发展为原发性肝癌的人仅仅是少数。防治乙型肝炎固然非常重要，但是采取单一措施未必能解决问题，应该通过综合的措施预防乙型肝炎慢性化，防止癌变的发生。例如，患者患乙肝应尽可能早治疗；尽可能避免使用损害肝脏的药物；避免有害的物理因子刺激，减少 X 线和放射性物质对肝脏的照射；应尽可能减少和及早治疗各种感染，避免各种创伤和手术。麻醉、手术创伤都对肝脏功能恢复不利，必要时应尽量选择在肝功能恢复后再做手术。应避免饮酒，特别是嗜酒。原发性肝癌的发病因素非常复杂，除了病毒的原因之外，食物中的黄曲霉毒素、饮水中的亚硝胺含量过多，密切接触某些金属，如铂、铜、锌等，都与肝癌的发生有关系。

2. 增强体质，提高机体免疫力

正常情况下人体内的细胞经常发生癌变，可能形成癌细胞，但人体

的免疫系统有清除这些细胞的能力，使人体避免癌症侵袭。但当人体免疫力减弱时，就容易发生癌变。增强体质，增强人体的免疫力，也是防止肝癌发生的重要措施。乙型肝炎患者要有良好的生活习惯，起居有规律，进行适当的身心锻炼，保持乐观的情绪，不吃霉变食物，饮食应清淡，并应多吃富含维生素及蛋白质的食物等，这样可以增强体质，提高机体免疫力，防止肝硬化及肝癌的发生。

3. 高危人群需注意定期检查

对 35 岁以上乙肝表面抗原阳性，患慢性肝炎、肝硬化 5 年以上，直系亲属三代中有肝癌家族史的人每半年检测一次甲胎蛋白和肝脏 B 超，是早期发现肝癌的最有效方法。

（十六）肝血管瘤需要手术切除吗

肝血管瘤是一种常见的肝脏良性肿瘤，包括硬化性血管瘤、血管内皮细胞瘤、毛细血管瘤和海绵状血管瘤。一般所谓的肝血管瘤就是指海绵状血管瘤。它可发生于人的任何年龄段，但多数发生于 30 ～ 60 岁，女性多于男性。肝左右叶均可发生血管瘤，以右叶较多见。血管瘤在肝脏表现为暗红、蓝紫色囊样隆起，分叶状或结节状，柔软，可压缩，多数与邻近组织分界清楚。

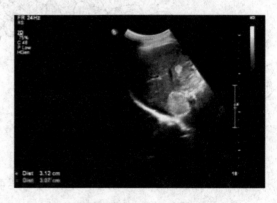

近年来，根据较多病例的追踪观察，发现不少患者的肝血管瘤发展很慢，甚至随访多年也没有明显发展，且未发现有恶变者。因此，凡体积小的肝内血管瘤，可以在医疗监护下半年或一年定期做 B 超检查。如出现肝区隐痛、腹胀不适、食欲不好等症状可服中药治疗，并进行定期随访。如果血管瘤进行性增大，才需手术治疗，以免因血管瘤破裂出血而发生危险。

三、肝癌的治疗

肝癌的治疗是目前在医学领域需面对的严峻挑战之一。现今手术治疗仍是原发性肝癌获得根治的首选和最有效措施。然而从临床实践来看，包括进行术前化疗、放疗后能够施行完全肝癌切除手术的患者比例不到肝癌总例数的 5%～30%，另外手术后的复发率高达 36%～66%。与此同时，一些新的治疗技术相继出现，不断在临床上推广应用，并取得了一定疗效，如经皮肝动脉化疗栓塞术、放射介入治疗技术、三维适形放射治疗、射频治疗、冷冻治疗、微波治疗、高强度超声聚焦治疗、放射性粒子植入技术和无水乙醇瘤体注射等。但是，目前单一使用各种治疗手段均达不到令人满意的效果，需要综合治疗，方能更好地提高临床疗效。

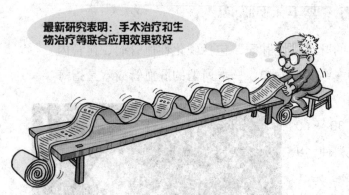

最新研究表明：手术治疗和生物治疗等联合应用效果较好

当前原发性肝癌的治疗有两项基本原则已被公认：一是手术完整切除（特别是针对早期肝癌患者），仍是提高长期生存率的最有效手段；二是单一的方法难以达到预期的效果，需进行综合治疗，包括中医药治疗、分子靶向治疗、介入治疗及系统的化疗等。

随着研究深入，多种治疗手段的干预和配合，肝癌的治疗效果已经今非昔比。下面我们就从一个普通的患者身上汲取经验和教训。

案例：区伯是汽修厂的一位退休职工，退休后生活闲适，平时常常去公园练拳，或者约棋友下象棋，身体一直保持健康。可是自 2005 年开始，拳友发现区伯逐渐消瘦了，开始区伯还以为只是最近胃口不好，吃得少了，也没有太在意。约半年以后，区伯时常感觉肝区疼痛不适，在家人的建议下去医院看病，B 超检查发现肝内有实性占位病灶，考虑肝癌。做腹部 CT 显示：肝左叶多发实性占位（大小介于 1.5 cm×1.6 cm 至 2.5 cm×2.8 cm 之间），考虑原发性肝癌。AFP 升高

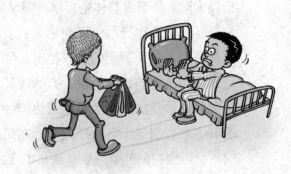

至 240 μg/L。在医生的建议下，区伯于 2007 年 3 月做了肝左叶肿物切除手术，术后病理提示：肝细胞癌。后续再完成了 2 次肝动脉化疗栓塞术，恢复良好，查 AFP 降至正常水平。2007 年 6 月开始出现腰骶部疼痛，经发射型计算机断层扫描（ECT）检查发现第 3、4、5 腰椎骨转移，予使用唑来膦酸注射液后，骨痛稍好转。为了进一步控制肿瘤复发，区伯一直坚持看门诊吃中药，至 2017 年已治疗 11 年多，多次 B 超、CT 等复查均未见肿瘤复发，骨转移病灶未再恶化，胃口改善，体重增加，又恢复了跟以往一样闲适的退休生活。

按语

区伯发现肝癌后，经过一系列治疗，肿瘤得到长期控制，疗效显著。

（一）肝癌有哪些常见的治疗手段

案例："肝癌如此凶险，是不是得了肝癌就没有什么办法可以治疗了呢？"很多患上肝癌的人经常会这样悲观地问医生。

其实不然，肝癌的治疗并没有那么悲观。肝癌的预后取决于是否早期诊断、早期治疗及治疗所采取的方法。面对肝癌肆虐，临床医生不断推出新的治疗方法，采用多种治疗手段来控制肝癌。目前肝癌的治疗

方法主要包括肿瘤手术切除、肝移植、局部治疗（射频消融、介入治疗）、分子靶向药物治疗、中医药治疗等，针对不同患者，综合运用这些技术对提高患者总体生存率有明显的效果。

肝癌的治疗已经由以外科为主变为多学科的综合治疗，根据患者的机体情况，以及肿瘤的病理类型、侵犯范围和发展趋势，有计划地、合理地应用现有的治疗手段，有的放矢、因人而异地进行治疗。所以，肝癌的临床治疗需要多学科相互协调，有条件的话需要进行多学科会诊，为肝癌患者制定综合治疗方案，在保护患者肝功能、改善临床症状的同时，尽可能控制肿瘤发展，延长患者的生存期。

（二）手术切除是肝癌治疗的首选方法吗

案例："我爸爸已是67岁了，还能做手术么？会不会很冒险啊？"刚发现肝癌那一阵子，区伯一家忙成一团，这边咨询医生，那边询问同病房的患者家属。其实，区伯的例子并不少见。"将这个肝癌手术做了，能不能一了百了？"经常有人咨询医生，"手术切除要满足什么条件？"

直到目前为，手术切除治疗是早期肝癌首选的治疗方法，有条件切除的要尽早切除，没有条件的要创造条件切除，通过完整地清除肿瘤组织，早期可达到治愈的目的。现代肝脏外科手术技术日益进步，患者年龄、肿瘤大小并不是制约手术的关键因素。肿瘤能否切除及切除后的疗效除了与肿瘤大小和数目有关，还与肝脏功能、肝硬化程度、肿瘤部位、肿瘤界限、有无完整包膜及静脉癌栓等有非常密切的关系。简单来讲，只要这些肝肿瘤仍然局限在肝叶内，有相对完整的包膜便可以考虑切除，医生将患病的肝叶切除后，余下的肝可以继续运作，只要肝功能正常，患者就能够较快地康复并长期生存。

术前医生会评估患者的身体状况，包括

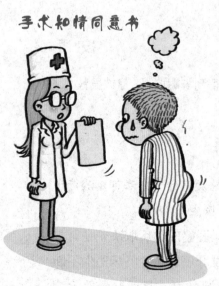

手术知情同意书

年龄，心、肺功能，肝、肾功能，肿瘤大小、部位，是否存在转移及其他基础疾病等。区伯发病时身体状况良好，肝癌病灶局限在肝左叶，未发现肝外转移或淋巴转移病灶，心、肺功能良好，既往无乙型肝炎、肝硬化等病史，经综合评估，考虑患者符合手术条件并能够耐受手术创伤。

（三）肝癌切除手术的基本原则是什么

肝癌切除术仍是早期肝癌治疗最有效的方法，大肝癌的肝叶切除能使部分肝癌患者受益，术后 5 年生存率约 30%。小肝癌切除术后 5 年生存率则达 60% ～ 80%，有的甚至更高。根治性切除术后定期检查甲胎蛋白和 B 超，可能检出亚临床期复发。而对亚临床期复发者再进行肿瘤切除术，使根治切除术后的 5 年生存率又有很大提高。

1. 肝切除术的基本原则

（1）彻底性。

即最大限度地完整切除肿瘤，使切缘无残留肿瘤。

（2）安全性。

即最大限度地保留正常肝组织，降低手术死亡率及手术并发症。

术前的选择和评估、手术细节的改进及术后复发转移的防治等是中晚期肝癌手术治疗的关键点。

2. 肝切除术的分类

肝癌切除术包括肝癌根治性切除术和姑息性切除术。

（1）肝癌根治性切除术。

第一，适合根治性切除的条件。由于肝癌多并发有肝硬化，手术切除的范围是有限的，因此肝癌根治性切除术的标准也存在一定的争议，大部分专家认为，切除肝癌周围的范围至少 2 厘米，才能保证完全切除。

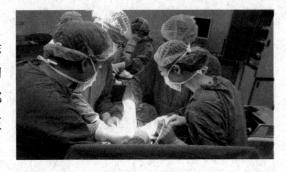

第二，肝癌根治性切除术的注意事项。根治性切除是手术切除的一种，虽然名曰根治性切除，但根治性切除并不意味着手术后就不会再复发，肝癌肝内的转移有时是跳跃式的，也许微小的转移灶在 2 厘米外，因此，即使切除范围达到了 2 厘米，也不能保证完全切除所有的病灶。因此，即便手术方式是根治性的，术后还是要密切随访，以便及时发现肝癌复发，及时治疗。

（2）肝癌姑息性切除术。

姑息性切除是指仅仅切除原发病灶或部分转移灶，尚有部分肿瘤残存的切除术。如果残留的肿瘤有病理证实，则为绝对治愈性切除，不然则为相对非治愈性切除。总体来讲，肝癌患者不推荐进行姑息性切除术。

3. 肝癌手术治疗的适应证

（1）肝癌局限于肝脏一叶且无远处转移，有切除可能或尚可进行姑息性外科治疗者。

（2）根治性切除术后较局限的复发性肝癌，估计有切除可能者。

（3）经综合治疗后，肿瘤明显缩小，估计有切除可能者。

（4）肝功能处于正常期或代偿期者。

（5）对于肝门部较小的肝癌，压迫胆道引起的梗阻性黄疸，在个别情况下，仍可考虑手术，或进行姑息性切除术，使肿瘤缩小，压迫解除，使黄疸消退。

4. 肝癌手术的禁忌证

（1）肿瘤过大，切除后剩余肝脏较少，不能保证足够的肝功能储备者。

（2）肿瘤广泛播散或散在结节分布者。

（3）肝门静脉主干存在癌栓者。

（4）肝癌有广泛远处转移者。

（5）肝脏功能处于失代偿期，有明显黄疸、腹水和恶病质者。

（6）严重心、肺、肾功能障碍，无法耐受手术者。

总体来说，肝癌患者是否适合行手术切除，需要根据患者的个人体质、肿瘤分布、肝功能储备，以及是否有其他并发症等情况综合考虑。即便是肝癌出现远处转移，如果确定远处转移是孤立性病灶，则仍然可考虑原发病灶及转移病灶的手术切除。

（四）腹腔镜下切除肝癌是否可行

案例："听说现在很多腹部手术都可以用腹腔镜做，肝癌也可以吗？"有的家属这样问。"这样创伤会小一些，恢复快！""是的，但腹腔镜下行肝癌切除是有条件的，是需要一定的技术的。"

随着腹腔镜技术的日趋成熟，临床上广泛开展，目前腹腔镜肝癌切除术并不是不可行，有许多条件较好的医院，技术娴熟的医生已经逐步开展了，临床应用日趋增多。

但任何技术都是有其适应证的，腹腔镜下肝癌切除术主要适应证为：孤立性癌灶，肿瘤直径小于 5 厘米，位于肝 2 ～ 6 段，没有腹水，患者的肝功能条件、身体条件适应腹腔镜手术。腹腔镜下切除肝癌具有创伤小、失血量小和手术死亡率低的优点。因此，对于位置较好的肝癌，尤其是早期肝癌者，腹腔镜肝癌切除术表现较好；但是其长期疗效仍受患者肿瘤大小、肝功能等条件限制，仍然需要与传统的开腹手术进行前瞻性的比较研究。

（五）哪些肝癌患者适合进行肝移植治疗

案例："医生，我老公能不能进行肝移植术？"刘伯是单位的一把手，最近因肝区不适，到医院全面检查，不幸被查出患有肝癌，家里人着急得像热锅上的蚂蚁，不断地四处打听，"只要有一丝希望，我们都要尝试……"

肝移植是治疗肝癌的一种重要治疗方法，也是难度最高的器官移植项目。随着肝移植技术的不断完善，全球能完成肝移植的医院达上百所，已实施 8 万例手术，医学发达国家术后 1 年生存率达 90%，5 年生存率超过 70%，最长生存者超过 30 年。

相对于肝切除而言，肝脏移植的优势在于能切除病变的肝脏，消除肝脏基础病变对肝癌患者的影响。但由于经济费用巨大、供体来源有限、肝脏移植术后需要抗免疫排斥等，且术后极高的复发率导致长期存活率很低，因此，肝脏恶性疾病患者越来越少地考虑接受肝移植。在西方主要的肝移植中心，移植患者中肝脏恶性肿瘤患者已降至 4%～36%，主要限于技术上难以切除的小肝癌和恶性程度低的肝癌患者。

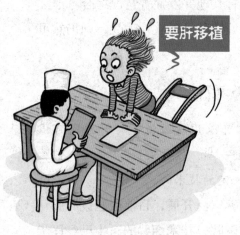

1. 肝移植的"米兰标准"

1996 年马扎费罗（Mazzaferro）等对不可切除原发性肿瘤和肝硬化患者提出"米兰标准"进行肝移植选择，并被美国器官共享联合网络（United network for organ sharing，UNOS）采用并修订为肝移植的 UNOS 标准：单个肿瘤直径 ≤ 5 厘米或 2～3 个肿瘤最大直径 ≤ 3 厘米，不伴大血管侵袭和肝外转移。满足 UNOS 标准的原发性肿瘤患者可以考虑进行肝移植手术。符合"米兰标准"的患者进行肝移植治疗获得了专家的肯定和认可，这类患者的 5 年生存率在 75% 左右，患者的术后复发率小于 10%。

虽然如此，并不是所有的肝癌患者都适合做肝移植术。治疗肝癌，首先取决于肝癌的肿瘤负荷和病灶范围，也就是肝癌病灶的大小和数目；其次取决于肝脏的储备功能，也就是肝功能。如果是小肝癌，但肝功能差，可以考虑肝移植；如果是大肝癌，患者肝功能又差，只能退而求其次，选择非外科治疗，但这样效果就相当有限了。

肝移植所面临的主要问题是器官短缺，如何有效地利用有限的肝脏来救助患者，哪些患者需要做肝移植，哪些患者不需要做肝移植，需结合患者本人基础疾病、肝脏储备功能、肿瘤生物学特性及可用器官等进行综合判断后再决定。

2. 肝移植的绝对禁忌证

肝移植有哪些绝对禁忌证呢？

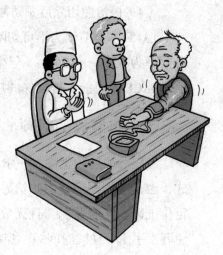

（1）肝外存在难以根治的恶性肿瘤者。

（2）存在难以控制感染（包括细菌、真菌、病毒感染等）的感染者。

（3）难以戒除酗酒或吸毒者。

（4）患有严重心、肺、脑、肾等重要脏器器质性病变患者。

（5）艾滋病病毒（HIV）感染者。

（6）有难以控制的神经症或精神病者。

（六）肝动脉化疗栓塞术为什么可以治疗肝癌

1. 肝动脉化疗栓塞术

肝动脉化疗栓塞（TACE）术适用于肿瘤体积过大、肝内多发性肿瘤、肿瘤位于肝门区大血管周围以及合并严重肝硬化或其他严重的器质性病变等手术无法切除的肝癌。治疗的原理主要是利用肝的特殊血供系统，以海绵或碘油施行肝动脉栓塞后，肿瘤的主要血供阻断，切断肿瘤营养和氧的供应，使肿瘤坏死，而正常肝脏能够代偿而不会导致肝功能异常，故可采取动脉栓塞给药方式以达到治疗目的。同时，局部注射化疗药物，增加肿瘤化疗药物的浓度，杀死肿瘤细胞，可一定程度上提高TACE 手术疗效。

2. TACE 术的适应证

（1）不能手术切除的肝癌的姑息治疗者。

（2）瘤体大、部位特殊、一期切除困难，先行 TACE 术，待肿瘤缩小后二期切除者。

（3）肝移植前等待供肝以控制肿瘤进展者。

（4）根治性切除后预防复发或肝癌复发不能再手术者。

TACE 术目前作为不可切除肝癌的主要治疗方法，对早期肝癌的局部有效率为 62% ～ 80%，5 年生存率为 34% ～ 53%；对于术后复发性肝癌，TACE 术也能取得很好的疗效。

（七）肝癌的射频消融术效果如何

经皮肝癌射频消融术（RFA）治疗是肝癌治疗中较为常用的治疗方式，也是应用最广泛的热消融手段，可以用来"烧死"肿瘤。其优点是定位准确、实时监测，且无放射性损伤、成本低廉、操作简便，可以避免开腹手术，住院时间短，疗效确切，花费相对较低。

如今，肝癌射频消融治疗小肝癌疗效已获公认，对于经手术治疗后复发转移者、不能耐受 TACE 治疗者也是常用的治疗方法。患者术后一般需要留院观察，医生会密切观察重要体征及抽血化验肝功能，术后 2 ～ 4 周，患者可接受 CT 扫描评估，如仍有手术残留，考虑射频消融术。对于小肝癌患者，RFA 的远期疗效与肝移植和肝切除相似，且优于单纯的经导管动脉栓塞术（TAE）、TACE 治疗。与无水乙醇注射相比，RFA 对直径 3 ～ 5 厘米的肿瘤具有根治率高、所需治疗次数少和远期生存率高的显著优势。

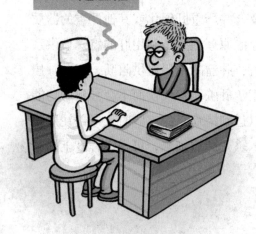

肝癌射频消融治疗的适应证如下。

（1）严重肝硬化估计不能耐受手术者。

（2）肿瘤位于第一或第二肝门，估计手术困难者。

（3）合并严重并发症不能耐受手术者。

（4）肝癌手术后复发不宜再次接受手术者。

（5）多发性转移性肝癌，病灶数目在 3 个以内者。

（6）不能耐受 TACE 术或 TACE 术后出现复发转移的患者，也可以尝试使用。

（八）哪些肝癌患者可以进行放疗

案例： "医生，不是说放疗对肝癌的治疗效果比较差么？怎么有的医生建议我叔做放疗呢？我查了书，有的人说可以放疗，也有的人不主张放疗，究竟如何是好？"张先生最近比较烦，他的叔叔不幸患上了肝癌，经历了手术、TACE 术等多种治疗，但门静脉有癌栓。家里人很着急，咨询了不少医生，每一个人都有不同意见，肿瘤医院的医生也建议做放疗……

与其他疾病的治疗一样，肝癌的治疗也是不断在向前发展的。以往，因为肝脏组织比较脆，且血流丰富，难以耐受放射线的照射（容易产生放疗肝损伤），因此尽管肝癌的放疗开展较早，但肝癌全肝放疗的疗效不理想，很少应用。在 20 世纪 90 年代中期之后，现代精确放疗技术发展迅速，包括三维适形放疗、调强适形放疗、立体定向放疗、中子刀、质子刀等日益成熟和广泛应用，肝癌能实施精确放疗、大剂量照射，肝癌放疗的疗效明显提高。由此人们对放疗在肝癌中的治疗作用及地位有了新的认识，对肝癌行放疗者日益增多，但长期疗效有待进一步随访。国内外学者已经陆续报告采用现代精确放疗技术治疗不能手术切除的肝癌的临床实践和研究，对于经过选择

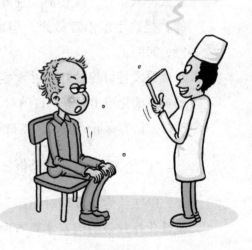

肝癌放疗

的肝癌患者，放疗后 3 年生存率可达 25% ～ 30%。

肝癌放疗的适应证如下：

（1）无法接受切除手术或局部射频消融术等根治性治疗的肝癌患者可以选择局部放疗。

（2）肿瘤位于重要解剖结构，尤其是位于肝门区的癌灶者，可以选择局部放疗。

（3）已进行过肝动脉栓塞化疗，但由于血供的原因，无法彻底栓塞而肿瘤仍然存活，同时又不适合接受手术切除或局部消融治疗的肝癌患者，可根据病情进行局部放疗。

（4）肝脏内病灶控制良好，但门静脉癌栓或下腔静脉癌栓不能控制的肝癌患者，可针对癌栓进行局部放疗。

（5）肝细胞癌伴腹腔淋巴结转移的肝癌患者，通过放疗可以显著改善如梗阻性黄疸、腰背部酸痛等淋巴结压迫症状。

（6）对于合并骨转移的患者，可以通过放疗来缓解疼痛，减少病理性骨折的机会。

需要注意的是，全身情况差、体力状况较差、严重肝功能损害、黄疸、腹水、肝硬化明显者都不能进行放疗。

一般认为肝癌单行放疗效果较差，需要结合其他方法一起治疗，如术前、术后配合 TACE 术进行放疗。估计不能即期切除的肝癌，先予放疗或介入治疗，能使肿瘤血管萎缩，癌块缩小，降低门脉压，改善肝功能，提高手术治疗效果，但需要根据治疗目的而选择不同的剂量、分割、时间。

原发性肝癌放疗的并发症主要是放射引起的放射性肝病、放射性胃肠炎、消化道出血等。目前对于放射性肝炎尚无特殊的处理方法，主要的治疗方法有保肝、激素、支持对症治疗等，大多数患者经治疗后可恢复。

（九）肝癌需要继续化疗吗

以往认为，肝癌对化疗不敏感，治疗效果有限。影响原发性肝癌系统性化疗疗效的因素主要有两点：一是肝癌存在原发性耐药；二是绝大多数的肝癌发生在已存在肝脏原发疾病如乙型肝炎、丙型肝炎或酒精性肝硬化的基础上，肝功能已受损，使得药物的代谢存在障碍，肝硬化导致的腹水、胆红素升高、门静脉高压等也往往影响药物的吸收，使药物的疗效较差。

对此，我国肝癌专家指出：目前肝癌化疗的传统观念亟待改变，奥沙利铂＋亚叶酸钙＋氟尿嘧啶（FOLFOX4）用于不适于手术或局部治疗的肝癌前瞻性、随机对照的Ⅲ期国际临床研究（EACH）使得肝癌化疗方案取得了突破性进展。目前临床运用FOLFOX4化疗方案的中位总生存期有一定程度的延长，被证实是临床有效且副作用可控的化疗方案。该化疗方案的首次提出和治疗效果的确定，改变了医生对肝癌化疗的传统认识，为中国乃至世界其他地区进一步探索肝癌化疗提供了宝贵的循证医学数据。目前在临床上也确实有一部分肝癌患者能够从化疗中获益，所以患者可以在医生的专业指导下进行选择。

（十）分子靶向药物可以用于治疗肝癌吗

案例："医生，听说口服一种药物就能够很好地控制肝癌肿瘤，而且副作用很小，听说很多患者吃了效果很好啊！你看，我能不能吃啊？"饱受肝癌折磨的李大叔诊的时候就急切地问。"你说的是不是分子靶向药物多吉美，也叫索拉菲尼啊？"刘医生听完李大叔的陈述后，仔细地问。"对，就是这个！它治疗肝癌的效果怎么样？我爸爸能不能吃啊？"站在一旁的李大叔的儿子迫不及待地问。"这个要仔细分析的，除了看效果，也要看不良反应，看经济情况来决定的啊！"刘医生说。

肝癌的发病机制十分复杂，其发生、发展和转移与多种基因的突变、细胞信号

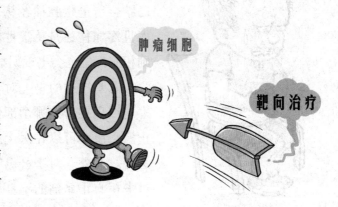

肿瘤细胞

靶向治疗

传导通路和新生血管增生异常等密切相关，分子靶向药物治疗如同精确的"导弹"能够准确命中肿瘤细胞，在控制肝癌的肿瘤增殖、预防和延缓复发转移以及提高患者的生存质量等方面具有独特的优势。近年来，应用分子靶向药物治疗肝癌已成为新的研究热点，临床显示有一定的疗效，受到患者及其家属高度的关注和重视。

分子靶向药物治疗肝癌适用于不能手术切除的肝细胞癌，特别是中晚期肝癌不能耐受手术、局部治疗者或体力状况较差者。但总体来说，目前分子靶向药物价格较为昂贵，疗效也受到患者肝脏原发疾病如乙型肝炎、丙型肝炎或酒精性肝硬化的影响，患者肝功能已经受损，使得药物的代谢、吸收存在障碍，腹水、胆红素升高，门静脉高压等也往往影响药物的吸收，使药物的疗效大打折扣。因此，使用此类药物也应当在医生的指导下，根据肿瘤的情况，以及肝、肾功能情况，权衡身体状况和经济状况选择使用。

同时，此类药物会伴有腹泻、皮疹、高血压、手足综合征等较严重的不良反应，如果能够配合中医药口服、外洗，能有助于缓解其皮疹、手足综合征等，提高患者的耐受能力，并取得良好的疗效。

（十一）肝癌患者应如何止痛

肝癌患者，尤其是晚期肝癌的患者，其疼痛程度，主要取决于肿瘤大小以及累及的部位。例如肿瘤体积较大、位于肝脏边缘的肿瘤，会有明显疼痛；肿瘤转移到腹腔淋巴结会压迫腹腔神经丛，也会引起严重的腰背痛，而且疼痛往往是持续性的；如果肝癌转移到骨骼，则相应部位也会出现明显的疼痛。

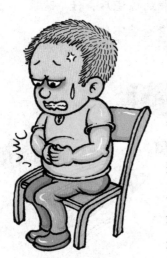

需要注意的是，对于晚期肝癌患者来讲，不论疼痛出现在身体哪个部位都应该积极、合理地进行止痛。患者可以在医生的指导下，进行止痛药物的选择。此外，对于肝癌晚期患者的疼痛，应该改变过去担心止痛剂的不良反应而不敢用药，致使患者不得不忍受疼痛的理念。因为肝癌晚期阶段的治疗目的，是最大限度地减轻患者痛苦，提高患者生存质量，因此积极止痛很重要。

1. 提防"四不愿"综合征

现在，癌症患者的疼痛问题已得到了全社会各界人士的高度重视。对癌症疼痛患者果断地采取各种治疗措施，帮助减轻患者痛苦，提高患者生存质量，延长患者生命的新观念已逐渐地取代了癌症疼痛治疗上的传统观念。

提防"四不愿"综合征：即医生不愿开足量的止痛药，药房不愿发足量的止痛药，护士或家属不愿给足量的止痛药，患者不愿接受足量的止痛药。因此对于癌症疼痛的治疗不仅需要医务人员在认识上的更新，更需要患者及其家属的配合，尤其是患者家属的协作。

2. 癌性疼痛治疗的基本原则

（1）根据疼痛的性质、程度以及持续时间等综合评估，选择控制疼痛的药物、剂量及适用范围。

（2）无创原则。首先止痛药尽可能口服；或可选择外用药；最后才选择注射用药。药物的使用应遵循由小到大、由少到多的原则，通过药物滴定，确定合适的止痛剂量并观察疗效及副作用。

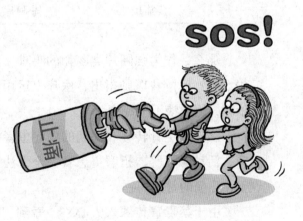

（3）按时原则。很多患者都是等到有痛才吃，不痛不吃，这是不对的，对于阿片类止痛药物，要根据药物的半衰期定时用药，以免给患者增加痛苦。

（4）根据患者具体情况进行个体化选择。充分注意癌性疼痛护理过程中的整体性，止痛不仅包括给予药物治疗，而且，要给患者创造一个舒适的环境，帮助患者取得一个舒适的体位等。伴随癌症疼痛而来的还有恐惧和焦虑，医生和家人需用相关技术帮助患者克服这些障碍。

（十二）肝癌患者口服止痛药会成瘾吗

临床医生治疗癌症带来的疼痛，多从口服止痛药物开始。其中口服止痛药物分为阿片类和非阿片类。非阿片类包括非甾体抗炎药（阿司匹林等），阿片类包括弱阿片类（可待因、羟考酮等）、强阿片类（吗啡等）。面对众多的止痛药物，癌症患者很茫然：口服止痛药会成瘾吗？

一般来讲，非阿片类止痛药物没有成瘾性，但是止痛效果相对较弱，一般用于癌痛初期。阿片类止痛药物有成瘾性，但不是说有成瘾性患者就一定会上瘾。只要在专业肿瘤医生的指导下用药，遵循"三阶梯止痛"原则，患者不仅不会成瘾，还会达到很好的止痛效果。三阶梯止痛原则如下图所示。

疼痛剧烈3	强阿片类 ± 非阿片类 ± 辅助药
疼痛持续或增加2	弱阿片类 ± 非阿片类 ± 辅助药
疼痛1	非阿片类 ± 辅助药

那么，作为强阿片类药物的吗啡，治疗时用来止痛，会不会造成依赖性呢？麻醉科医师指出，医疗上运用只构成躯体依赖，而不构成精神依赖，因此谈不上成瘾。

癌痛发生骨转移和晚期的癌症患者疼痛尤为剧烈，如睡觉痛、说话痛、活动时痛等，折磨得患者完全无法正常生活。吗啡，正是临床上用于止癌痛的常规药物。

由于禁毒宣传深入人心，一看到"吗啡"，人们首先联想到的是毒品，碰不得，碰上就成瘾君子了。不少癌症患者的家属听说要用吗啡止癌痛，连连摇头，万一患者用吗啡成瘾了，那该怎么办？其实，"治疗用吗啡会上瘾"是一种误解，如果遵从医嘱、规范用药，患者是不会变成"瘾君子"的。

项 目	区 别
上瘾	精神需要，对身体有副作用
治疗	仅仅身体需要

专家指出，"上瘾"就是我们所说的药物依赖性，分为躯体依赖性和精神依赖性两大类，如上表所示。躯体依赖性不等于成瘾性，而精神依赖性才是人们常说的成瘾性。

吗啡是最常用的止痛药。阿片类药物多被制作成缓释剂型，副作用小，止痛效果好，只要按照规范的治疗方法，把握好剂量，不会令患者上瘾。

相反，如果因误解而拒用吗啡，任由疼痛发展，会使患者食欲差、睡眠差、心情烦躁、忧郁不安等，疼痛还会导致心率快、血压高、血糖升高、身体免疫力明显下降等一系列副作用。

因此，对于肿瘤患者而言，使用吗啡能解决疼痛的问题，能改善睡眠、改善食欲，能大大地提高癌症患者的生活质量。就如同高血压、糖尿病，同样需要终身的药物控制，难道说吃降压药也会上瘾吗？既然如此，吗啡的成瘾性又有什么好担心的呢？

（十三）肝癌腹水怎么办

肝癌腹水是局限性水肿的一种，是指过多的液体在腹腔内积聚。在正常情况下，腹腔内有约 200 毫升的少量液体，起润滑作用，当液体量超过 200 毫升时即可称为腹水。肝癌腹水可迅速发生或缓慢出现，一旦出现，病情进展较快，预后较差。

那么肝癌腹水怎么治疗？首先我们了解一下肝癌腹水的成因，然后才能对症治疗。

1. 肝癌腹水的成因

（1）癌细胞扩散到腹膜，刺激体液积聚。

（2）肝脏受损，白蛋白分泌减少，令体液失衡，以致在腹腔等体内各组织积聚。

（3）癌细胞使得肝静脉内的压力上升，体液无法迅速通过肝部，而在腹腔积聚。

（4）癌细胞堵塞淋巴系统。

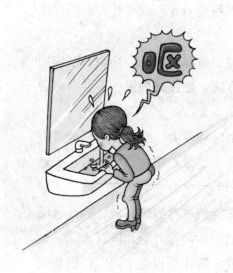

（5）单纯肝硬化引起的腹水，其程度与张力较轻，一般为漏出液；肝癌结节破裂引起血性腹水；癌浸润引起癌性腹水。

在肝癌腹水量较少时，患者无自觉症状，仅在超声检查中被偶然发现。当肝癌腹水增加到一定程度时，可发现腹部膨隆，腹胀及轻微腹痛。肝癌腹水增长较快或有大量肝癌腹水时，患者腹胀感明显，并可出现呼吸困难、恶心、呕吐、食欲不振、饱胀感、下肢浮肿等症状，此为肺、胃肠道及腹腔内静脉、淋巴系统受压所致。大量腹水压迫肾脏时，患者可出现尿少、血压下降、表情淡漠、嗜睡等症状，此为肾功能受损的表现，预后极差。

2. 肝癌腹水的治疗

肝癌腹水的出现是肝癌已进入晚期的标志之一，但并不意味着已无治疗价值。对于肝癌并发腹水的患者，应积极治疗肝内原发肿瘤病灶。肝内肿瘤灶能否得到控制，直接影响肝癌腹水量的增减和病情的进展速度。

目前对于恶性肝癌腹水的治疗，西医方面主要采用利尿、腹水引流和腹腔内药物注射。中医中药治疗则能平衡水盐代谢，解决了西药利尿剂治标不治本、易反复，并且毒副作用大的弊端。

3. 肝癌腹水的辅助治疗

（1）低盐饮食。

初次出现腹水或少量腹水者，应注意卧床休息，低盐饮食（每日食盐量 2～4 克），适当限制水的摄入量（每日进水量 1～1.5 升）。限制水、盐的摄入可以减轻腹水，减轻心脏、肾脏的负担，又可以降低腹腔脏器的压力，以利于恢复正常的血液、体液循环。应合理营养，加强保肝治疗，经常检查肝功能、肾功能及血电解质。对于低蛋白血症者，应适量补充白蛋白，这样可使部分患者腹水消退。

（2）卧床休息，高蛋白饮食。

口服和静脉注射高营养物质，是腹水患者不可缺少的重要治疗措施。可根据情况适当补充能量合剂如三磷酸腺苷（ATP）、辅酶 A、维生素 C、肌苷、多种氨基酸；必要时可 1～2 周给予 1 次人血白蛋白、丙种球蛋白。

四、中医药治疗肝癌

中医药治疗肝癌具有独特的治疗优势。早期能够配合手术、介入治疗等提高患者的耐受性，使患者尽早康复。中晚期肝癌患者，失去手术、介入治疗机会，此时使用中医药能够通过整体治疗和辨证论治发挥保肝抑瘤的作用。很多中草药都具有很好的抗癌、诱导肝癌细胞凋亡或者保护肝功能的功效，此外还可以调节身体免疫能力。中医药的治疗贯穿着肝癌的始终，其作用是多方面的。

中医认为，原发性肝癌的病因有内、外两方面。外因为六淫之邪，每以湿热郁蒸为多见；内因为七情所伤，肝郁化火，横逆犯脾。因肝为刚脏，体阴而用阳，以血为体，以气为用，主升、主动、主散。肝癌发病，因肝郁不舒、疏泄无权、横逆犯脾，或气机郁滞、郁久化热，加之湿热邪毒，最易肝热化火、肝火燔灼、劫血烁阴，致肝肾精血亏耗。中医药治疗采用清热解毒、疏肝健脾、滋养肝肾、活血祛瘀、化痰软坚等法则进行治疗，可取得良好的疗效。

目前，在治疗肿瘤方面中医的全身扶正治疗与西医的局部祛邪治疗相结合已成为一种趋势，它能取得单一手段无法代替的临床疗效，其目的在于最大限度地提高患者的生存质量。

中医药对维护肝癌患者生存质量有着积极的作用，已渗入综合治疗中的每一环节，包括参与手术、放疗、化疗以及肝癌的介入治疗。术前运用中医药治疗可控制肝肿瘤的进一步发展，为手术提供机会和提高手术的切除率；术后能增强体质，加速创伤的愈合，以利于术后综合治疗的进行；中医药与介入及各种微创疗法的配合，既能提高疗效，也能降低其副作用。同时，中医药具有明确的保肝抑瘤功效，可在一定程度上减少肝癌的肝内复发，提高患者的生存质量。

（一）中医药对肝癌的治疗有效吗

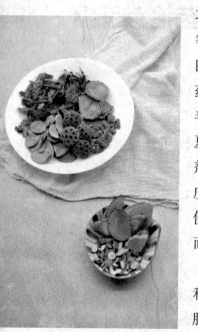

中医药治疗肿瘤已经有几千年的历史，《黄帝内经》中就有"瘤者攻之"的记载，而医圣张仲景就应用"下瘀血方"等经典方药来治疗肿瘤。随着认识的逐步加深，中医对肿瘤的认识和治疗方法也在逐步丰富，许多中药的抗肿瘤作用被记载于医药古籍中，比如人参、半枝莲、蛇舌草、山慈姑、土鳖、壁虎、蒲公英、夏枯草、大黄等，还有下瘀血方、消瘰丸等经典方剂，经过临床实践及现代研究证实，这些药物辨证应用，具有良好的抗癌消肿的作用。目前西医临床使用的化疗药物，有些也是从中药中经过提炼纯化而成的，比如紫杉醇、长春碱、伊立替康等。

中医药治疗已成为中晚期肝癌治疗的主要方法和重要治疗手段。目前的临床资料表明，原发性肝癌在确诊时，属中晚期者高达 90% 以上。虽然现在手术治疗的 5 年生存率大大提高，但这只是对早期诊断的亚临床肝癌或小肝癌有较好疗效；对中晚期肝癌患者而言，其中多数合并肝硬化或早期即可能有肝内播散，能够手术治疗的患者仅占肝癌患者的5%～10%。即使是早期肝癌或小肝癌，手术切除后并不能解决肝内复发病灶或多中心病灶的清除问题，因而绝大多数患者皆有赖于药物治疗。

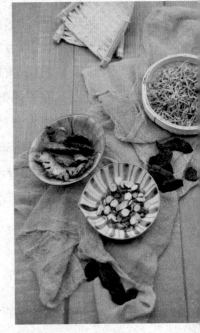

然而，肝癌的化疗作用历来评价不高，靶向药物治疗疗效亦相对有限。临床研究结果表明，对中晚期肝癌的治疗中药组较化疗组为优。肝癌患者除常合并肝硬化外且多有肝功能受损，化疗的毒副作用则更能促使肝功能进一步受到损害，而在肝炎活动、黄疸、腹水、恶心、呕吐、贫血等情况下化疗则更加不宜。据统计，临床上以中医药为主或中西医结合药物治疗肝癌的报道占 92% 以上，因此，中医药治疗已成为中晚期肝癌治疗的主要方法之一。

中医药可应用于肝癌治疗的各个时期，其中早期肝癌多以实邪为主，随着病程进展，以及手术、维持治疗的应用，患者正气逐渐亏损，临床多表现为虚证或虚实夹杂证。中医药治疗时，应根据肿瘤的分期及西医不同治疗方法（手术、微创治疗、分子靶向药物治疗、放疗、化疗等）引致患者的临床表现而辨证施治。

中医药在肝癌治疗中具有主导性作用。实践证明，采用中医扶正培本，辨证论治，可使大部分肝癌患者用药后症状、体征有所改善，生存期延长，并能提高生存质量。

（二）中医药治疗肝癌的独特优势

由于目前治疗肝癌尚无特效疗法，故提倡"多学科综合治疗"及个体化治疗的原则。肝癌现有的治疗方法包括外科手术、血管性介入、局部治疗（射频、微波、冷冻等）、生物治疗、分子靶向药物治疗、化疗、放疗、中医药治疗等。单一手段的疗效已经进入平台期，无论是早中期，还是晚期肝癌，都需要多学科的综合治疗，有机地、恰当地将这些治疗方法结合起来，能够延长患者的生存期，减少毒副作用并提高生存质量。

对中晚期肝癌，中医药疗效更优。在原发性肝癌中晚期患者无法手术的前提下，中药所起到的作用优于目前众多的西药。由于中晚期肝癌现代医学缺乏有效的治疗方法，大部分患者预计生存期在3～6个月。对这类患者，除了局部治疗，比如介入、微创治疗、冷消融、热消融这些手段之外，作为全身治疗的手段，西药治疗没法代替中药治疗。而且，从中医理论的高度来指导肝癌的中西医结合治疗，实践证明可以优化肝癌患者的个体化治疗，体现中医理论及中医药疗法的优势。

那么，中医药治疗肝癌的优势体现在哪些方面呢？中医对人体的观察偏重于宏观和整体，其优势在于可促进人体机能调整和恢复，增强免疫力，从而达到控制疾病的目的。总体来说，中医药治疗肝癌的优势主要表现在以下三个方面。

1. 最大限度地保护肝功能

肝脏是人体最大的消化腺，参与机体的各种消化代谢、吸收利用活动，其任务相当艰巨。一旦肝功能异常就会出现糖代谢、蛋白质代谢、脂肪代谢等一系列的功能紊乱。大部分肝癌患者均死于肝功能衰竭或因肝功能异常导致门脉高压引起的消化道大出血。中医药治疗是在辨证的基础上最大限度地保护肝脏，不单着眼于瘤体而且还在于症状的改善。症状好转，瘤体自然稳定或缩小。

2. 最大限度地减少并发症

脾功能亢进是肝癌严重的并发症，它可引起造血机制异常、凝血功能障碍，加上门脉高压，致使胃底静脉高度曲张，极易引起消化道大出血。肝功能异常还会出现蛋白合成不足，出现低蛋白症，引起大量腹水。肿瘤压迫还会出现胆汁排泄障碍，引起身体黄疸等。利用中药的健脾理气、消导、软坚散结等特点进行治疗能减轻毒副作用，促进患者饮食量的增加，消除腹水，祛除黄疸，控制瘤体的继续生长。

3. 最大限度地提高患者生存质量和生活质量

肝癌目前仍为世界顽症。对于中晚期肝癌，一个正规医院的医生，没有谁敢称能将其治愈。中医通过整体观念及辨证论治，可减轻患者疼痛，改善腹水、黄疸等症状，控制或延缓肿瘤进展，达到"带瘤生存"目的，并最大限度地提高患者生存质量和生活质量。

（三）中医药治疗肝癌，重在"全程管理"

在肿瘤科门诊，经常可以看到这样的情景：因患者病情太重来不了，由几个亲属拿着患者的病历前来咨询，家属说患者因为肝癌合并肝内多发转移，之前在另一家医院治疗，手术、放疗和肝脏介入手术都做了，但病情仍一步步恶化，而且还合并有黄疸、腹水、脚肿。医生仔细看了看病历，遗憾地摇摇头说："太晚了！"并解释说患者是晚期肝癌，虽然做过手术、放疗和介入治疗，但癌细胞经腹部广泛转移，目前因腹水腹胀无法平躺与入睡，痛苦难忍，患者的肝功能、肾功能很差，出现多脏器衰竭。医生非常遗憾地说，不少肿瘤患者总是等到西医没办法了，才想到找中医搏一搏，这是非常错误的。中医药治疗对于肝癌晚期患者来说并非"最后的救命稻草"，不应该在没有办法的情况下才想起中医药治疗。

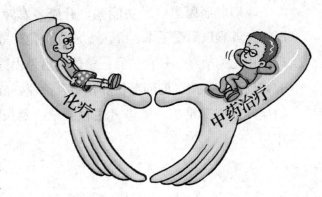

对于肝癌患者，除非在肝癌早期进行手术，有

机会达到根治性切除的目的；对于大多数中晚期肝癌病例，其他治疗手段诸如放疗、化疗以及肝癌的介入等，均难以达到对肿瘤长期、有效的控制。中医药治疗在这个过程中具有独特的、不可替代的治疗优势，并已渗入肝癌综合治疗的每一个环节，包括手术、放疗、化疗以及介入治疗等，都需要中医药治疗的全程参与。中医药有不可替代的治疗优势，可以在以下几个方面起作用。

1. 早期肝癌

术后复发风险仍较高，围手术期配合中医药治疗扶正补虚，术后稳定期配合中医药抗转移、防复发，可提高肝癌术后远期生存率，改善术后肝脏功能。

2. 中期肝癌

在原发性肝癌中期患者无法手术的前提下，中药所起到的作用优于目前众多的西药。对这类患者，局部治疗采用如介入、微创、冷消融、热消融等治疗手段，仍然没法代替中药治疗。反复多次的微创治疗虽然能灭活肿瘤细胞，但也对正常肝组织造成损害，甚至诱发肝功能衰竭，而中医通过辨证用药，能够极大地缓解微创治疗带来的肝功能损伤，提高治疗的成功率，起到保肝抑瘤、带瘤生存的作用。

3. 晚期肝癌

晚期肝癌因患者肝功能差、肝癌多发转移，合并黄疸、腹水等情况，患者难以耐受手术、介入、放疗、化疗等治疗，此时中医药主导治疗作用尤为凸显。扶正祛邪、整体辨治是中医药治疗的优势所在，中医的辨证治疗与西医的局部祛邪相结合治疗，能取得单一手段无法代替的临床疗效，对维护肝癌患者生存质量，延长其生存期发挥相当重要的作用。

（四）中药外治好处多

应用外治法治疗恶性肿瘤是中医的特色之一。中药外治法源远流长，有着丰富的内容，其方法很多，有外敷法、穴贴法等，其应用范围亦较广泛，既可应用于浅表肿块，亦可应用于深部肿块，特别是在治疗癌性疼痛、逐胸腹水、减轻手术和放化疗的副反应中，往往可起到西医疗法所不及的效果。

中药外用经皮肤吸收，就近作用于局部，药力直达病处，避免了口服经消化道吸收所遇到的多环节灭活作用及内服药物带来的不良反应，作用迅速有效，对于不能服药的患者，尤其对顽症及危重症患者更显示出其独特疗效。中药外治法遵循辨证与辨病用药的原则，将所选的中药施于皮肤、孔窍、俞穴，常用的有以下几种方法。

1. 药物敷贴疗法

根据患者作用部位的不同，有局部疼痛处敷药、穴位敷药和脐部敷药的不同。

（1）局部疼痛处敷药。

这是治疗癌痛最常用的途径。如自制中药双柏水蜜散外敷疼痛部位，适用于热毒血瘀为主的疼痛。

（2）穴位敷药。

穴位是脏腑、经络、气血输注之处，也是疾病在体表的反映部位，通过经穴—内脏相关的途径，可用以治疗多种内脏癌痛。

（3）脐部敷药。

脐部又名神阙穴，总理

开些中药给你敷贴吧

人体诸经百脉，联系五脏六腑、四肢百骸。脐部敷药后，其药气迅速透入，通过经络传输到病所，以调节气血阴阳、驱毒外出、理气止痛。常用于腹部疼痛及化疗引起的腹泻、便秘等。

2. 药物涂擦法

将中药煎成汤液或配制成液体涂擦在特定部位。如硇砂 120 克、冰片 5 克泡高粱酒内 7 天，涂擦疼痛处治疗骨转移癌痛。

3. 中药熏洗法

把所选中药煎汤趁热在患部熏蒸、淋洗、浸浴或沐足等，可用于缓解化疗等引起的癌性疲乏或神经毒性、药物性皮疹。

4. 中药穴位注射法

用甲氧氯普胺足三里穴位注射，对化疗引起的胃肠道反应，如呃逆、呕吐等能起到很好的疗效。

（五）肝癌患者在服用汤药过程中需要忌口吗

对于肝癌患者的饮食忌口也有很多提法，比如说不能吃发物，如公鸡、无鳞鱼、螃蟹等；或者说什么肉类都不能吃，只能吃素食等。不同的医生可能对这些说法的解释也不太一样。

一般来讲，患者还是要保持营养的均衡搭配，不能过分偏嗜，也不要因为忌口而影响了一些必要营养物质的摄入。对于肝癌患者来说，因为肝体阴而用阳，燥热、辛辣刺激的东西就要少吃或者不吃。此外，肝病传脾，脾胃容易受损，患者常常出现食欲差、嗳气、泛酸等，所以要注意固护脾胃，多吃健脾开胃的食物，而不能过食苦寒的食物。食物的均衡搭配如下图所示。

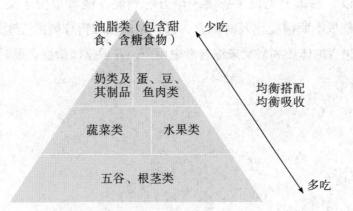

油脂类（包含甜食、含糖食物） 少吃

奶类及其制品 蛋、豆、鱼肉类 均衡搭配 均衡吸收

蔬菜类 水果类

五谷、根茎类 多吃

（六）中医成功的秘诀是辨证论治

在对肝癌患者的治疗过程中，中医药之所以能够取得较好疗效，成功的秘诀是辨证论治。这是中医认识疾病和治疗疾病的基本原则，是中医学对疾病的一种特殊的研究和处理方法。

现代医学或者说西医治疗注重辨"病"治疗，注重在宏观方面研究某种疾病的发展变化全过程，这种过程往往具有一定的独立性，有比较规则的演变轨迹，在其演化发展过程中又可表现为若干相应的动态演变的"证"。中医药治疗的优势就在于能够针对疾病的动态发展过程，结合患者个体差异性，比如年龄、性别、体质强弱、饮食喜恶、精神情志、地域环境、新病宿疾、对治疗的反应等多种因素进行综合辨治，恰好弥补了辨病论治的不足。

以肝癌患者举例，岭南地区湿热为甚，清代王泰林在《西溪书屋夜话录》中指出："肝火燔灼，游行于三焦，一身上下内外，皆能为病，难以枚举。"患者表现为上腹肿块，质硬如石，疼痛拒按，烦热口干，大便干结，尿黄，舌质红或暗红，边尖有瘀点瘀斑，舌苔白厚，脉弦数。治疗的原则是清肝热，解毒祛瘀。随着疾病的发展，湿郁化热，久病累及肝肾之阴，表现为唇红口燥、短气喘促、小便短少、舌质红绛、舌光无苔、脉细数无力等。治疗的原则相应改变，遣方用药注重滋阴柔肝、凉血软坚。

所以，临床上见很多患者一个方吃到底，或者偏信于某个民间偏方，未能根据病情变化及时调方，这样是难以取得疗效的。理想的情况是根据患者的体质和症状来综合考虑用药，并根据病情变化及时调整。

厨师篇

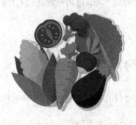

荤素搭配，饮食有味
营养均衡，合理忌口
抗癌食物，恰当选用

一、远离肝癌的方法

　　长期食用霉变食物、含亚硝胺食物，微量元素硒缺乏是促发肝癌的重要因素。黄曲霉毒 B1 是目前已被证明有明确致癌作用的物质，主要存在于霉变的粮食（如玉米、花生、大米等）中。烟熏或盐腌的肉制品含有大量亚硝酸盐，也具有明确的致癌作用。此外，忌过量食用鱼生，避免肝寄生虫繁殖；忌过量食用葱、蒜、花椒、辣椒、桂皮等辛辣刺激性食物；忌多骨刺、粗糙坚硬、黏滞不易消化的食物。若伴有腹水，还需限盐、限水。

（一）饮用合格的饮用水

　　在肝癌高发区的调查表明，饮用污染严重的沟、塘水者肝癌死亡率高于饮用井水者，饮用深井水者肝癌死亡率最低。

　　改善饮水是防止肝癌发生的重要措施。近年来，由于水质分析技术的进步，已发现水中存在百余种有机物为致癌、促癌和致突变物。目前，在动物实验中已证实，饮水中加入四氯化碳、氯仿、三氯和四氯乙烯、三氯乙烷、重金属等可引起肝癌。饮水的改善在农村地区可包括使"呆水"变活水，即由饮用塘水、宅沟水（住宅周围塘内的死水）改为饮用井水、深井水，或兴办小型自来水厂等。城市则采取改用污染少的水源做自

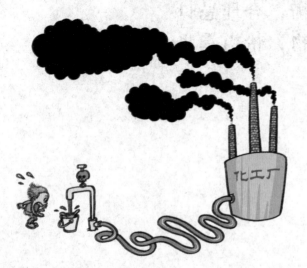

来水，防止饮用水源污染，使用净水器等措施。

江苏省启东市和广西壮族自治区扶绥县是两个有名的肝癌高发区，自 20 世纪 70 年代以来，他们采取了防治肝炎、减少吃发霉的粮食、改进水质、服用提高免疫力的药物或补充微量元素硒等措施。到 90 年代初，启东市的肝癌死亡率比 20 年前下降了近 30%，扶绥县的肝癌发病率也下降了 25%。这一成果在 30 岁以下的居民中表现得更为明显，这与实施一系列的预防措施有密切的关系。

（二）戒烟

近期研究发现，长期吸烟及被动吸烟会增加肝癌的发病率。研究证实，烟雾中含 4 000 种化合物，有 43 种被确认为致癌物。烟雾中的一氧化碳、氰化氢、甲醛和尼古丁等为一级致癌物质，这些物质会引起肺癌已经得到公认。殊不知，这些物质也会引起肝癌或者加重肝癌患者的症状，因为肝脏是人体最大的解毒器官，烟草燃烧所释放出来的致癌物质通过呼吸道和消化道进入人体，通过微循环进入肝脏，损伤器官的功能，长期吸烟及被动吸烟会导致肝癌的发生或者加重患者的临床症状，尤其是富含重金属的烟草。烟草所导致的肝癌的具体启动机制和环节如何，目前还不得而知，但专家指出，患肝癌等恶性肿瘤是由多

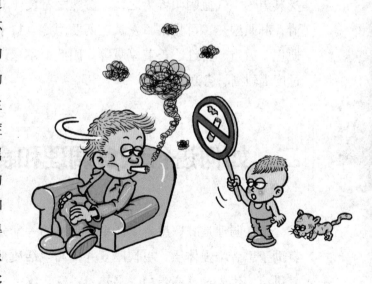

个致病因素、多个步骤、多种原因所导致的结果，被动吸烟对人体危害远比人们想象的大得多，间接吸入的烟雾是"A 级致癌物"。生活在吸烟家庭中的儿童，其成年后患癌的机会亦大为增加。

（三）戒酒

长期饮酒可加重肝脏负担，酒精进入人体后，主要在肝脏进行分解代谢，酒精对肝细胞的毒性使肝细胞对脂肪酸的分解和代谢发生障碍，引起肝内脂肪沉积而造成脂肪肝。饮酒越多，脂肪肝也就越严重。脂肪肝还可诱发肝纤维化，进而引起肝硬化甚至肝癌。长期大量饮酒而出现酒精肝的情况比较多见，主要包括酒精性脂肪肝、酒精性肝炎和酒精性肝硬化三类，这三类病变可独立存在，也可合并出现。饮酒还会促使乙型肝炎表面抗原阳性者或病毒携带者肝硬化或加速肝癌的发生。

中医认为，酒为五谷悍气，湿热之品，饮入之后，经脾胃散布，达于全身，散藏于五脏六腑和四肢百骸之中，少量饮之可散寒祛瘀、消食通络、调和营卫；而长期过量饮用，则容易形成湿热有毒之邪，蕴结中焦，伤及脾胃，连及肝胆，停于脘腹或阻于胁下而生疾患。酒含湿热二性，既能伤阳也能伤阴，长期嗜食，尤其烈酒、劣酒，则五脏六腑莫不受其熏灼，气血阴阳皆为之伤，湿热之毒浸淫五脏六腑。若湿热胶着不清，肝胆湿热，可见眼睛发黄、两肋隐疼、口干苦、尿黄短、纳呆、大便里急后重、舌红、苔黄厚腻等。因此，不建议长期喝酒，尤其是不要过度喝烈酒、劣酒。

二、如何进行饮食调理和食物选择

饮食调理是肝癌患者生活中很重要的一部分，均衡饮食、合理饮食有助于患者增强体质，更快康复并提高生活质量。总体来讲，需保证营养供给，优先选择高蛋白、高热量、富含维生素、低脂肪的食物，多食用新鲜蔬菜等。

（1）平衡饮食。

肝癌患者消耗较大，必须保证有足够的营养。衡量患者营养状况的好坏，最简单的方法就是其能否维持体重。而要使体重能维持正常的水平，最好的办法就是保持平衡膳食，同时患者还应多食新鲜蔬菜，而且一半应是绿叶蔬菜。古人言"园蔬胜珍馐"，即是此理。

（2）蛋白质与脂肪。

早期肝癌患者应多吃富含蛋白质，尤其是优质蛋白质的食物，如瘦肉、蛋类、豆类、奶类等，这些有助于增强患者的体质和营养，有利于康复。对于术后患者，则有利于伤口的愈合，预防恶变。晚期肝癌患者如果出现大便不通、血氨升高，甚至肝性脑病（肝昏迷）时，蛋白质类饮食则要加以限制，以防血氨在肠道堆积。

高脂肪饮食会影响和加重病情，而低脂肪饮食可以减轻肝癌患者恶心、呕吐、腹胀等症状。

（3）维生素。

维生素 A、维生素 C、维生素 E、维生素 K 等都有一定的辅助抗肿瘤作用。维生素 C 主要存在于新鲜蔬菜、水果中。胡萝卜素进入人体后可转化为维生素 A，所以肝癌患者应多吃胡萝卜、菜花、黄花菜、白菜、无花果、大枣等。同时还应多吃些新鲜水果，如苹果、乌梅、猕猴桃等。如果肝癌患者出现胃底静脉曲张，则需要注意，不要吃太硬的食物，以防损伤胃肠道，引起出血。

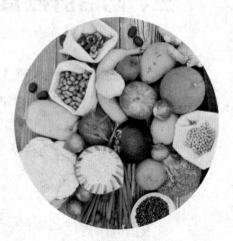

（4）无机盐（即矿物质）。

营养学家把无机盐分为两类：一类是常量元素，也称之为电解质，如钙、钠、钾等；另一类是微量元素，如硒、锌、碘等。科学家发现，硒、锌等元素具有抗肝癌的作用。常量元素和微量元素含量都可以通过血清学检测得知。

肝癌患者因为进食、消化、吸收、摄取的异常，容易导致微量元素的不足，尤其是在疾病晚期，甚至容易出现营养不良的状况，此时适当补充少量的微量元素，有助于减轻症状，提高耐受性。

（5）少量多餐。

肝癌患者多有食欲减退、恶心、腹胀等消化不良的症状，晚期患者症状更加明显，故肝癌患者应进食易消化食物，少量多餐，分次进食富含营养的食品。

（6）静脉补液。

晚期肝癌患者多处于全身衰竭状态，进食困难，应进食软食和易消化的食品，避免因进食硬物而致食管胃底静脉破裂出血，如果出现明显的呕血、便血，则要禁食，让出血处得以恢复，此时营养则需要通过静脉补充。

三、防治肝癌食疗方

《金匮要略》云："所食之味，有与病相宜，有与身为害，若得宜则益体，害则成疾。"中医认为肝癌的病因主要为肝气郁热、湿热伤脾、肝肾阴虚。中医饮食调理原则为清肝泻火、健脾祛湿、滋养肝肾。以下为大家推荐的几个食疗方供防治肝癌之用。

佛手猪肝汤

材料 佛手片 10 克，猪肝 150 克，生姜 10 克，食盐、葱适量。

做法 将佛手片置锅中，加清水 500 毫升，煮沸约 20 分钟，滤渣取汁；将猪肝洗净，切成片，加姜、盐、葱略腌片刻；锅中药汁煮沸后倒入猪肝，煮沸 2 分钟后即可服用。

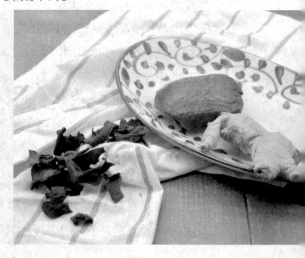

功效 疏肝解郁，行气止痛。佛手又名佛手柑、五指橘，为佛手的果实，有疏肝理气、祛湿化痰之功，适用于肝郁气滞所致的胁痛、胸闷，脾胃气滞所致的脘腹胀满、纳呆胃痛、嗳气呕恶、咳嗽痰多、胸闷胸痛等。猪肝具有补肝明目、养血之功效，用于血虚萎黄、夜盲、目赤、浮肿等症。两者合用，可疏肝解郁、行气止痛，尤其适用于两胁刺痛、腹胀腹痛的患者。

适应证 肝癌伴两胁刺痛、腹痛、呕吐反胃、没有食欲者。

淮山田七芡实乌龟汤

材料 淮山 30 克，田七 15 克，芡实 50 克，乌龟 1 只（500～1 000 克），猪瘦肉 100 克。

做法 田七打碎，乌龟宰后去内脏斩碎，猪瘦肉切细，将以上各物一起加水适量，炖至各物熟烂，和盐调味，饮汤或佐膳。

功效 滋补脾肾，祛瘀消瘤。淮山即山药，为薯蓣科植物山药的块茎，有补虚、健脾、止泻的功效。田七即三七，为五加科植物三七的根，具有止血散瘀、消肿定痛的功能。芡实有补脾固肾、助气涩精的功效。乌龟能滋阴补血、止血。

适应证 晚期肝癌伴体虚纳呆、大便稀溏、疼痛不适者。

田七生地水蛇汤

材料 田七 6 克，生地 30 克，水蛇肉 500 克。

做法 田七打碎，水蛇洗净去肠脏，切成块，生地切片，然后将田七、生地、水蛇肉一起加适量清水煮至各物熟烂后，和盐调味，饮汤食肉。

功效 滋阴养血，祛瘀消肿。田七具有止血散瘀、消肿止痛的功能。生地是玄参科多年生草本植物地黄的新鲜或干燥的块根，又名生地黄，也有人称之为地黄、阳精、大生地等，具有滋阴清热、凉血生津的功效。水蛇肉具有清热滋阴的功效。

适应证 肝癌疼痛不适，或有身黄尿黄者。

山楂香橼煎

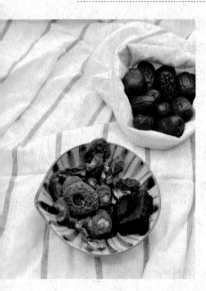

材料 山楂 60 克，香橼 20 克，大枣 60 克，红糖 15 克。

做法 以上四物加水 600 毫升熬至 150 毫升，顿服或分两次服。

功效 理气消食，利膈祛痰。山楂有健胃宽膈、活血散瘀的功效。香橼为云香科植物枸橼与香橼的成熟果实，有疏肝理气、消痰利膈的功效。大枣有健脾益气、补中开胃的功效。红糖即赤砂糖，有补中暖肝、活血祛瘀的功效。

适应证 肝癌腹痛、呕吐、纳呆者。

五花宁神饮

材料 合欢花 5 克，玫瑰花 5 克，月季花 5 克，菊花 5 克，茉莉花 5 克，蜂蜜 30 克。

做法 先将合欢花、玫瑰花、月季花、菊花、茉莉花拣杂，洗净，晾干或烘干，加水浸泡顷刻，煎煮 20 分钟，用洁净纱布过滤去渣，调入蜂蜜，搅拌均匀即成。

功效 疏肝解郁，行气止痛，宁心安神。合欢花可疏郁、理气、安神、活络、养血、滋阴肾、清心明目。玫瑰花可行气解郁、和血、止痛，常用于肝胃气痛、食少呕恶、月经不调、跌打伤痛。月季花具有行血活血、消肿、解毒的功效。菊花具有散风清热、平肝明目、清热解毒的功效。茉莉花可理气、开郁、和中，用于胁肋腹痛、目赤红肿。五花合用，可疏肝解郁、宁心安神、和血止痛。

适应证 肝癌，伴心神不宁、睡眠困难、两胁刺痛、焦虑、纳差者。

半枝莲穿破石水鱼汤

材料　半枝莲 80 克，穿破石 80 克，生姜 3 片，水鱼 1 只，猪瘦肉 120 克，细盐少许。

做法　半枝莲及穿破石洗净，用纱布包扎；水鱼宰杀后去肠脏后斩件，猪瘦肉切细，以上各物一起加水适量炖熟烂，去半枝莲渣，加盐调味，饮汤食肉。

功效　散瘀清热，滋阴补虚。半枝莲别名垂盆草，是景天科肉质草本植物垂盆草的新鲜或干燥全草，具有清热解毒、散瘀止血、利尿消肿的功效。穿破石能止咳化痰、祛风利湿、散瘀止痛。水鱼即鳖，鳖肉富含丰富蛋白质、氨基酸及多种维生素，有滋阴补虚、濡养肝肾的功效。

适应证　适用于肝癌，肝肿大、肝区疼痛不舒服、饮食无胃口、脘腹饱胀，颈项前及面部呈现蜘蛛痣等病症。

鸡汁苡仁粥

材料　未下蛋母鸡 1 只（约 500 克），薏米 50 克，粳米 50 克。

做法　母鸡剖净，去除鸡内脂肪及大部分鸡皮，斩件，加清水适量，煮至鸡熟烂，取汁 800 ~ 1 000 毫升煮薏米及粳米成粥，和盐调味温服。

功效　补中益气，健脾利水。母鸡有健脾益气、填精补髓的功效。薏米有健脾益胃、祛湿利水的功效。粳米（大米的一种）有补中益气、健脾和胃的功效。

适应证　晚期肝病短气乏力、不思饮食者。

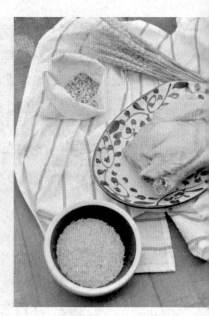

百合土茯苓煲乌龟

材料 鲜百合30克，鲜土茯苓250克，绵茵陈50克，乌龟1只（500～1000克）。

做法 鲜百合、绵茵陈洗净，土茯苓切块，乌龟宰后去肠脏斩件，将以上各物置锅中，加清水适量，小火煮60分钟，和盐调味，分次食用。

功效 清肝祛湿，养阴清热。百合具有养阴润肺、清心安神之功，常用于阴虚久咳、痰中带血、失眠多梦、精神恍惚等症。土茯苓具有解毒、除湿、利关节的功效。绵茵陈具有清热毒、退黄疸的功效。乌龟能滋阴补血、止血。

适应证 肝癌，属热毒伤阴型、腹大胀满、烦躁不安、潮热盗汗、大便干结、小便短赤者。

旱莲蜂蜜汁

材料 鲜旱莲草150克，蜂蜜30克。

做法 鲜旱莲草用凉开水洗净，切细，捣烂，放纱布袋中榨汁，倒出药汁，加入蜂蜜，搅拌均匀，饮汁或加热服用。

功效 凉血止血，滋肾益阴。旱莲草又称墨旱莲，有凉血止血、补肾益阴的功效。蜂蜜具有益气补血、健脾暖胃、缓中止痛的作用。

适应证 肝癌烦热口苦，口干纳呆或伴黄疸腹水者，糖尿病者可不加蜂蜜。

生地水鱼汤

材料 水鱼1只（500～1000克），生地30克，枸杞30克，生姜10克。

做法 水鱼洗净去内脏斩件，生地、枸杞、生姜洗净，一起放进炖盅，慢火炖1小时，喝汤吃水鱼。每周2～3次。

功效 清热，养阴，解毒。生地具有清热滋阴、养血生津的功效。

脾虚泄泻、胃虚食少、胸膈多痰者慎服。水鱼肉有滋阴补血之功效。枸杞可滋阴生津、滋补肝肾。

适应证　肝癌，属热毒伤阴型、口干烦热等。

藤梨根煲猪尾汤

材料　藤梨根 50 克，猪尾约 250 克。

做法　藤梨根切片洗净，或用鲜品 100 克，斩段洗净，猪尾洗净斩块，上两物加清水适量炖至猪尾熟烂，和盐调味，饮汤或佐膳。

功效　清热祛湿，和胃止呕。藤梨根又名猕猴梨根、猕猴桃根，有清热利尿、活血消肿的功效，民间常用于治疗消化不良、呕吐。猪尾有滋阴、润燥、补肾的功效。

适应证　肝癌湿热内蕴、消瘦纳呆，或脘胀呕吐者。

珠玉二宝粥

材料　薏米 60 克，淮山 80 克，粳米 50 克，猪瘦肉 30 克。

做法　薏米洗净，淮山药洗净、切薄片，猪瘦肉切成 3～4 块，以上四物加水适量小火同熬成稀粥，去猪瘦肉，和盐调味，温热服食。

功效　健脾补中，利水消肿。薏米有补肺健脾、清热滑痰的功效。淮山有健脾补虚、益气养胃的功效。粳米即大米，有补中益气、健脾养胃的功效。本方脱胎于张锡纯《医学衷中参西录》上册之"珠玉二宝粥"，珠为薏米，玉为淮山。方中猪瘦肉起辅助补中健脾及调味的作用。

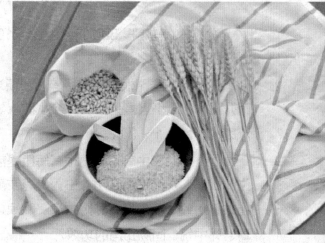

适应证　晚期肝癌腹胀肢肿、不思饮食者。

四、化疗期间的中药药膳调理

化疗期间患者往往食欲不好，消化道反应明显，选择药膳应以清淡可口又有降逆止呕作用的食物为主。

砂仁淮山炖猪肚

材料 砂仁 10 克，猪肚 1 只，姜 10 克，葱 15 克，料酒 15 克，盐 3 克。

做法 将砂仁打成细粉；猪肚洗净，切成 4 厘米见方的块；姜拍破，葱切段；将猪肚、姜、葱、料酒和砂仁放入锅内，加适量水，置大火上烧沸，再用小火煲 50 分钟，加盐调味即可。

功效 醒脾开胃，补中益气。砂仁主治脾胃气滞、宿食不消、腹痛痞胀、噫膈呕吐、寒泻冷痢。

适应证 化疗药物治疗期间出现恶心呕吐、腹胀腹泻、不思饮食者。

鲜葛姜汁粥

材料 鲜葛根 500 克，生姜汁 10 克，粳米 100 克。

做法 鲜葛根去皮后切碎，加粳米、1 000 毫升清水，以小火煮粥，约 1 个小时，熟时加入姜汁即成。每日 1～2 次。

功效 和中养胃。葛根有解肌退热、透疹、生津止渴、升阳止泻之功。生姜具有发散、止呕、止咳等功效。粳米具有养阴生津、除烦止渴、健脾胃、补中气、固肠止泻的功效。

适应证 化疗期间食欲不振、恶心呕吐等。

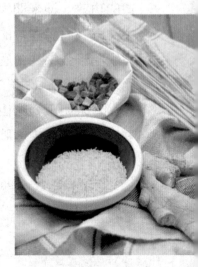

佛手柿蒂粥

材料 干佛手 10 克，柿蒂、粳米各 100 克，冰糖和葱适量。

做法 干佛手水煎取汁，加入粳米、水 1 000 毫升，同煮粥。加冰糖和葱调味食用，每日 1～2 次。

功效 理气和胃。佛手有理气化痰、止呕消胀、舒肝健脾、和胃等功效。柿蒂有降逆止呃的功效。粳米具有养阴生津、除烦止渴、健脾胃、补中气、固肠止泻的功效。

适应证 化疗期间食欲不振、腹胀等。

五、放疗期间的中药药膳调理

肝癌患者在放疗期间常会出现肝功能受损、黏膜溃疡、胸腹部疼痛、口干、不思饮食等，长期不合理饮食还会导致患者体质虚弱，此时患者可服用具有减轻放疗毒性的食疗方。

柚皮猪肝汤

材料 猪肝 150 克，生姜 10 克，柚子皮 50 克，食盐、葱适量。

做法 将柚子皮去青置锅中，加清水 500 毫升，煮沸约 20 分钟，滤渣取汁；将猪肝洗净，切成片，加姜、盐、葱略腌片刻，锅中药汁煮沸后倒入猪肝，煮 1 分钟后即可服用。

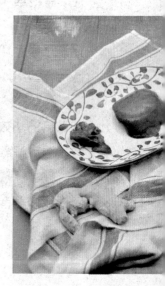

功效 疏肝行气，解郁止痛。猪肝具有补肝明目、养血、营养保健等作用。柚子皮有理气化湿、润肺清肠、补血健脾的功效。

适应证 肝癌，两肋刺痛、腹痛、呕吐反胃、不思饮食等属气滞血瘀型者。

养胃鸡汤

材料 母鸡 1 只（约 500 克），糯米 100 克，肉汤 1 000 毫升，精盐、料酒、猪油、胡椒粉、葱头、姜块各少许。

做法 先将母鸡剖洗干净，去皮，剁成小块，在开水锅中汆一下，待用。然后将炒锅烧热，加入料酒、葱、姜、肉汤烧开，加入鸡块，用小火炖烂。加入洗净的糯米煮成粥，调入胡椒粉、精盐即可。

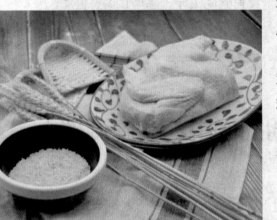

功效 健脾和胃，补养胃气。鸡肉有补中益气、填精添髓的功效。糯米为温补强壮食品，具有补中益气、健脾养胃、止虚汗之功效，对食欲不佳、腹胀腹泻有一定缓解作用。

适应证 放疗期间口干、纳呆、神疲乏力者。

金三鲜饮

材料 新鲜溪黄草 50 克，新鲜垂盆草 50 克，新鲜蛇舌草 50 克，金线莲 10 克。

做法 将新鲜溪黄草、新鲜垂盆草、新鲜蛇舌草以及金线莲分别择洗干净，切碎，投入搅拌机中，搅压成浆汁，用洁净纱布过滤，收取滤汁，备用。

功效 祛湿解毒，清肝退黄。溪黄草有清热利湿、退黄祛湿、凉血散瘀的功效。垂盆草主要功效是清热利湿、解毒消肿。蛇舌草主要功效是清热解毒、消痛散结、利尿除湿。

适应证 原发性肝癌放疗后出现胁肋疼痛、口苦口干、口舌疮疡等湿热内蕴者。

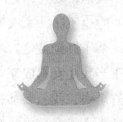

禅师篇

摆正心态，认识肿瘤
战略藐视，战术重视
处乱不惊，带瘤生存

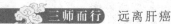

一、一位患者的心路历程

68 岁的覃姨是地道的广州人,自小身体很好,用她的话说,从来都不知道如何挂号看病。但不幸的是,2011 年 7 月她因上腹部不适 3 个月在医院全面检查,最后确诊为"原发性肝癌",需要手术治疗。正当家属在犹豫如何告知病情的时候,她从旁边的病友口中得知自己的病情,吓得从医院"逃"回家里……

"你不知道啊!刚开始我怕得要死,想着自己没有几天可活了。我将自己关在房间里几天,不吃也不睡,家人怎么劝我都不理。我想老天爷怎么对我这么不公,我一辈子勤勤俭俭,奉公守法,蚂蚁都没有踩死几个,吃了不少苦,怎么正当我儿女都成家立业了,我可以放下担子、享受生活的时候,就得了这个病,我怎么都想不明白。我也害怕,听说肝癌会很辛苦,会很痛,整个人很瘦、皮肤变得很黄,都变形了,越想越害怕……后来我的兄弟姐妹们都来劝我,家里人还请来光孝寺的禅师跟我讲道理,我才慢慢从阴影中走出来。我想着反正事情已经发生了,为什么不好好对待自己呢?我该吃就吃,该喝就喝,到医院看病,接受医生的治疗。我不能再亏待自己啦!"

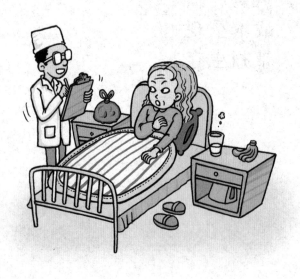

覃姨告诉我们,在家人的陪同下,她终于鼓起勇气,重新到医院找医生看病,听从医生的建议,接受

手术切除和中医药治疗等。经过综合治疗后，覃姨的胁痛症状很快消失了，肝上的肿物也消失了。她现在心态很好，定期复诊，按时吃药。多次复诊，肝上的肿物没有再次出现。她越活越年轻，参加了老年太极拳兴趣班、社区老年舞蹈班，还经常去爬白云山，唱唱歌、跳跳舞，有一大堆朋友，还做了义工，生活十分潇洒，心态也变得开朗了许多。

"兵来将挡，水来土掩，生病了就要找医生治疗。我现在不想那么多，我把疾病的治疗交给医生，其实那些我也不是很懂。我只是想过好每一天。"覃姨笑着说，"事情已经这样，给我的时间并不多，为什么我不能开心一点呢？不好好对待自己呢？"

覃姨是幸运的，在她重新鼓起勇气、调整心态、正确面对自己的疾病、积极配合医生治疗的情况下，症状消失了，疾病也得到很好的控制。

精神因素对肿瘤的发生、发展、扩散，起着非常重要的作用，这点已被动物实验所证实。用声光不断刺激动物，使之紧张、焦虑，结果动物的免疫系统的防御能力大大减弱，并诱发了以前潜伏在体内的癌瘤，出现各种肿瘤。

已有越来越多的研究资料表明，癌症的发生与社会心理因素也有着密切的关系，如发现家里因亲人患上肿瘤，家属患癌的概率也会比较高，如夫妻癌、父子癌、兄弟癌等，除了生活方式、接触有毒物质、感染某些病毒之外，心理状态雷同也是一个重要的因素。讲究心理卫生不仅能有效预防癌症，还有助于治疗癌症。所以，防癌工作中的心理卫生服务很重要。人们更应当关注青少年的心理卫生，为孩子营造一个温馨、和谐的家庭生活环境；还应帮助具有癌症性格的人改变自己的不良性格和不良生活方式，学会正确对待生活中的突发事件及宣泄自己的不良情绪，增强机体抵御癌症侵袭的能力。此外，对于肿瘤患者及其家属也要加以心理疏导，进行心理减压，这样方能更好地看病治病。

随着对肝癌的了解不断加深，人们认识到情绪波动对肝癌的患病、治疗及转归的影响很大。在肝癌患者的整个治疗、康复过程中，心理因素所发挥的积极影响，是其他治疗方法所无法取代的。

二、肝癌患者的情绪特征

总体来讲，当患者得知自己患了恶性肿瘤，心理状态一般要经过否认期、悔恨期、妥协期、抑郁期和接受期五个阶段。这种反应与个体对疾病的认识和评价及应对方式有关。在患病过程中，患者可能会表现得

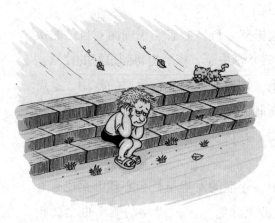

沮丧、焦虑、失望、无奈或愤怒、退缩、孤立等，这些可能转化为负面的情绪和行为，继而发泄在家人身上。有些患者可能觉得自己是家庭的负累，甚至惧怕家人会离弃；部分患者向家人发脾气，甚至无理取闹，因为患者知道即使他的情绪多么差、多么消沉，家人依然会接纳、关怀以及支持他。

肝癌患者的心理状态存在个体差异，这取决于年龄、文化程度、家庭经济状况和对疾病的认知程度等因素。调查发现，40～50岁的患者易产生侥幸、焦虑心理；50～60岁及60岁以上的患者心理固执、猜疑、不易合作、易激动，具有自卑、失落感，部分患者出现抑郁，部分则表现为愤怒。不同文化程度与心理状态的变化具有密切关系，文化程度越高，心理素质及承受能力越强。家庭经济状况对心理状态也具有重大影响，经济条件比较好的，心理负担相对少一些。疾病的认知程度对心理状态影响也较大，对疾病有较深的认识能减轻恐惧感，反之则对治疗缺乏信心。

（一）震惊

"我不相信！""这不可能是真的！"

在诊断得了癌症后，患者往往会出现即时反应，变得麻木、呆滞，无法相信所发生的事实。正是由于患者不肯相信事实，使其很难与家人谈论自己的病症。

（二）否认

"我没事！""我没得癌症！"

有些患者不愿意谈论自己的疾病，也不愿意接触有关癌症的任何信息。这是他们特定地面对癌症的方法，至少是暂时的。当出现这种情况时，家人应尽量不谈起，或者暂时不提；或者有时家人或朋友不愿意提起，表面上忽视患者得了癌症的事实；或者转移话题，尽量减少患者的忧虑和焦虑。但这样可能会让患者觉得自己在孤军奋战。如果出现这种情况的话，患者就更应该将自己的感受说出来。

（三）愤怒

"为何偏偏选中我？""为什么偏偏发生在我身上？"

患者可能通过愤怒来掩饰恐惧或者悲伤情绪。他可能把一切不满发泄到亲人、好友甚至照顾他的医生或护士身上。有宗教信仰的人，也可能对上帝或神愤怒。但这种愤怒是可以理解的，所以不必对这种愤怒的想法或不稳定的情绪感到内疚。

专 家 建 议

• 首先弄清愤怒的原因，采取转移的方式和适时的心理疏导，尽可能满足患者的需要，以平息其愤怒的情绪。

• 创造一个适宜的生活和治疗环境，如有条件的可给患者安置单人房间，让患者听听音乐。

●让患者适当合理发泄情绪，如到空旷的地方大喊，摔枕头或扔东西。

●让患者合理宣泄，如对家人、朋友或医护人员倾诉自己内心的痛苦，或流泪。

●转移患者的注意力，将精力转至如何解决问题上来。

●寻求心理医生的帮助。

（四）恐惧、焦虑和不安

"我会不会死？""会不会痛？"

癌症，这个可怕的名词，被恐惧、疼痛和死亡围绕着。几乎所有刚刚获知患肝癌的患者，最大的忧虑就是："我死定了！"事实上，如果能够及早发现或检验，许多癌症可以被治愈。即使有些癌症不能被治愈，现代的疗法通常也可以控制疾病多年，不少患者可以过着正常人的生活。"我会感觉到疼痛吗？"这是最常见的恐惧。但事实上，许多癌症患者并不觉得疼痛，即使是出现疼痛，应用目前的科技和药物都能够减轻或有效地控制。

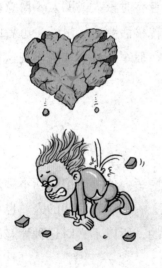

专 家 建 议

充分提供信息：提供患者需要知道的信息，帮助患者参与治疗和控制情绪。应尽量让患者知道真实信息，不能欺骗患者。告知过程中，应有充分让患者表达自己的感受、提出相关问题和宣泄情绪的机会。告知病情时，一定要有主要家属在场，对患者进行必要的保护和心理支持。

渐进性放松训练：训练患者随意放松全身肌肉，以消除紧张与焦虑。指导患者从手部开始，按照头部、肩、上肢、胸腹、臀、下肢，一直到双脚的顺序，渐次对各组肌肉进行先收缩后放松的练习，最后达到全身放松的目的。

药物治疗：在医生指导下，使用镇静剂、安眠药。

（五）埋怨与内疚

"如果我没有……，就不会生癌。"

有些患者在得了肝癌之后，将患病的原因归咎于自己或者他人，尝试为发生的事情找出借口。例如：如果没那么重口味就好了，如果早点去看医生就好了……对他们来说，找出患病的原因，在心理上可能会好受些。但目前连医生都无法确切地知道患癌症的原因，所以患者无须自责。

（六）怨恨

"又不是你得了病，你怎么知道我的痛苦？"

患者的脾气各不相同，经过各种痛苦的挣扎后，可能开始出现怨恨和烦躁的情绪。这些情绪可能出现在患病后或者治疗的各个期间，严重者可能影响到亲人的情绪，亲人的生活也会因此被打乱，造成各种不良的后果。如果能够坦诚地讨论自己的感受，通常对大家都有帮助；如果将怨恨的情绪压抑在心底，反而会令人产生愤怒和内疚。

（七）退缩和自我孤立

"别理我！"

在得病之后，患者有时候需要独处，以便整理自己的思维和情绪。但家人或朋友可能对这种举动表现不解而且会很担心，所以患者在出现这种情况时，需与亲人沟通，好让亲人安心。有时情绪抑郁难以缓解，而且很困扰，不妨请医生开一些抗抑郁的药物，或者请心理科或精神科会诊。要知道情绪低落对于癌症患者是很普遍的情绪，不要觉得需要支援是一种懦弱的表现。

三、情绪对肝癌发病的影响

中医认为：肝为刚脏，主疏泄、藏血。若情志郁怒，可使情志不得发泄而致肝气郁结，气滞则血瘀，瘀血结于腹中，日久可变生癌瘤。长期情绪低落，肝气郁结，肝的疏泄功能下降，肝失濡养，导致伤元气，耗肝阴；当肝气郁结犯脾，则脾气虚；肝阴耗损及肾，则肾水亏。肝气郁结，肝失条畅，则脾肾亏虚，耗伤阴津，人体抗病防病能力下降。因此肝癌患者本身多思、多虑、多疑、多怒、多愁，要么郁闷不舒、心生怨气，要么愤怒不平、容易激惹，要么不配合治疗，要么沉默寡言、求生无望，这些心理因素对疾病的治疗及身体的康复都是极为不良的。因此除了手术、药物治疗之外，要尽量多加关注，多加开导疏泄，如若不

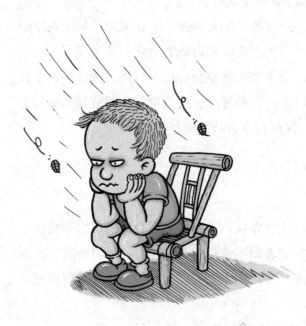

然，不但于抗癌治病无帮助，反而会加重病情，更对疾病康复无帮助，而且会对治疗产生副作用，让治疗效果大打折扣。

目前一致的认识是恶劣的情绪可降低机体的免疫功能，从而减弱免疫系统识别、消灭癌细胞的"免疫监视"作用。其实，并非所有受到强烈刺激和承受巨大

精神压力的人都会患癌，这种差别与个人的性格及对压力的反应类型有关，癌症患者多是性格孤僻、沉默、情绪忧郁的人；相反，良好的心理情绪，可以提高和平衡机体的免疫功能，不但可以防止恶性肿瘤的发生，同时还可以使已经出现的肿瘤处于自限状态，最终有利于机体免疫系统消灭它。

良好的精神心理状态有助于抗击肝癌，这已是人们的共识。肝癌患者应培养乐观开朗的性格，经常参加有益身心健康的集体活动，学会在紧张的生活中放松自己。

四、如何调整患者的精神状态

患者持有何种心态对肿瘤的治疗及康复至关重要。然而，并不是所有的患者从一开始就会有一个良好的心态，绝大多数的患者都需要一个逐渐调整心态的过程。在调整过程中，他人的鼓励帮助是一个方面，但是更重要的是自我心理调节。那么如何才能做好自我心理调节呢？

（一）参加癌症康复沙龙

肿瘤患者要对肿瘤有正确的认识，需要了解一些肿瘤基础知识，了解目前医学界对肿瘤防治的观点、研究动态以及发展趋势。可以多参加一些癌症康复沙龙，从中听取成功战胜肝癌的病友的事例。近几十年来，人类为征服癌症做出了巨大的努力，取得了明显的成效。恶性肿瘤不再是绝症，癌症造成的后果并不比心肌梗死、中风、高血压等更为严重。然而人们对癌症的心理压力却远远超过这些疾病。比较一下周围的人们，就可以发现，癌症患者治疗后的生活能力，比严重的糖尿病患者、心脏病患者等要强得多，治疗后的癌症患者可以有正常的工作能力，也可以轻松愉快地生活。

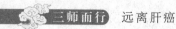
（二）积极的自我心理暗示

"每年总有很多的肝癌患者从疾病中康复，我为什么不能成为其中的一员呢？"对恶性肿瘤，就如同对凶恶的敌人一样，要有勇于斗争、敢于胜利的决心，要树立一个强大的精神信念。如果患者在各种挫折下丧失了斗争的信念，精神也被打垮，那么即使是有希望治愈的疾病，最终也会无药可救。更何况在科学技术飞速发展的今天，随时都可能有新的抗癌药物或治疗技术被开发并用于临床，在恶性肿瘤的治疗上随时都可能有重大突破，生命每延续一天，都可能会获得新的机遇和希望。所以对患者来说，只要还有一口气，一线希望，其信念和精神就决不能垮掉。

（三）需要多安排些积极向上、轻松愉悦的活动

可以听一些轻松的音乐，观看一些幽默的电影，参加一些气氛融洽的社交活动，练习气功、太极拳，参与各种游戏，看小说、看电视，做自己乐意做的事，都是使身心松弛的好方法。在力所能及的情况下，适

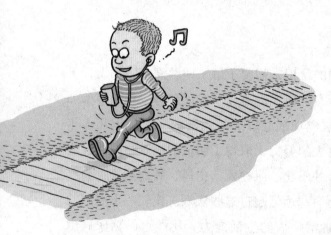

当劳动，外出旅游，有时会收到意想不到的好效果。若紧张焦虑的心情不能控制，可在医生的指导下使用抗焦虑药或抗忧郁药，这样会对不良心理反应有一定的缓解作用。心理负担也可向家人或医务人员倾吐，得到有益的帮助和劝慰对解除和排遣压抑的心情也是有好处的。

保持良好的心理状态，保证吃好（注意营养与卫生）、睡好、休息好，能够增强自身抗癌能力，有利于治疗与康复。

五、学会心理调节，做好角色转换

　　何谓"禅"？禅是用心去感悟的一种回归生命本真的精神境界。学做"禅师"，即是以禅心修炼自我，是为了让生命融入更多的智慧力量，是为了让所有的人生自如达观，让所有的生命超脱自在。

　　肝癌患者要善于进行自我心理调节，如"禅师"一般拥有人生的智慧和坚定的信念。要转移注意力的焦点，改变不良的生活习惯。适当地运动，丰富生活内容，选择练气功、打太极拳、看电视、听音乐、读书看报、外出踏青等，以分散对疾病的注意力，以便拥有更良好的心理状态去接受各种治疗和康复措施。具体做到以下几点：

　　一是认识疾病，面对自我。肝癌患者心理干预的首要关键是认知疗法。通过组织集体讲课及健康讲座，讲解肝癌的有关病理知识、治疗现状及前景，并进行康复实例的有效示范，改变患者对肝癌的错误认识，引导患者树立正确的抗癌观念，从而树立起积极治疗和战胜肝癌、努力康复的信心。

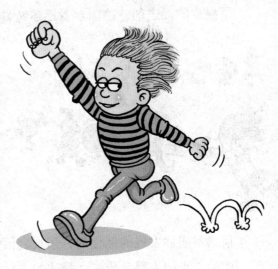

　　二是放松训练。传授放松训练的具体做法，通过听舒缓的音乐及沉思冥想来放松身心，改善焦虑。

　　三是进行适当的机体功能锻炼。鼓励患者参加晨练，适当运动，不做剧烈运动，使患者能够逐渐恢复体能。

六、"滚蛋吧，肿瘤君"

看过《滚蛋吧！肿瘤君》的朋友，都会记得熊顿这个既可爱又坚强的女孩。你看熊顿拥有这么多，爱她的父母、护她的朋友、挺她的病友，她爱的漫画、她爱的医生……熊顿走了，那他们怎么办？生活还是要继续，人不能因为有一天会死就不想活了，更不能因为害怕失去就不去拥有。迷惘也罢，逃避也罢，失望也罢，到最后还是要面对，生活还是要继续。

最新的理论认为，每个成年人体内都有癌细胞存在，只要身体的免疫功能正常，也就是"正气存内"，癌细胞是不会兴风作浪的。癌症的出现是因为我们的身体出了毛病，受了各种情感打击或营养不足（不合理膳食）。

长期的精神紧张、情绪压抑、心情苦闷、悲观失望等不良心理状态是癌症的促进剂。德国学者巴尔特鲁施博士调查了8 000位不同的癌症患者，发现大多数癌症都发生在失望、孤独、懊丧等严重的精神压力状态下。现实生活中，大多数的癌症患者是经受过某种变故的，表情也多是一脸阴暗。

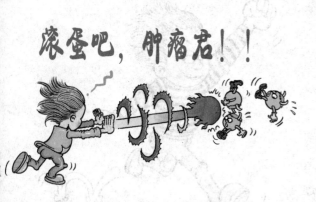

因此，如果真的很不幸被检查出癌症，也千万别成了那被吓死的一分子。悲观失望或恐惧的情绪是癌症发展的催化剂，乐观自信的态度是战胜癌症的前提，从癌症中活出来的人都是乐观、豁达的。只要抱着坚定的信念和乐观的心态，就没有走不出的困境。

行者篇

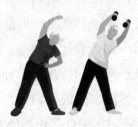

按时作息，精神饱满
适当文娱，愉悦身心
合理锻炼，逐步康复

一、做个快乐的"行者"

　　"医生，你再帮我劝劝我老伴吧！他身体本来就不好，还总是爱折腾，一刻不消停，一下子捣鼓这个，一下子弄那个，到处乱跑，不让他做，还不高兴。"潘阿姨每次陪老伴来复诊，总是这样向医生投诉。而一旁的潘大叔则笑嘻嘻地说："知道了，知道了，家里念叨就可以了，还要麻烦医生，再不活动我就老了。"原来，2010 年 3 月潘大叔被诊断为肝癌，先后两次行 TACE 术，并配合中医药治疗，恢复得很不错，肿瘤也控制得很好，多次复查 CT 都显示碘油沉积良好，肿瘤没有活性。现在的他完全变了个样，以前不怎么爱活动的他，自从听了医生的建议，在家里种了不少花，打太极、爬山，还参加了社区活动，打牌、下棋等。回到家，也争着做家务，煲汤、做饭、扫地，什么都抢着做，日子在不知不觉中过去。但是潘阿姨和孩子总是担心他太劳累了，不让他做。"阿姨，你放心，大叔现在恢复得不错，是应该运动、锻炼锻炼的，能动是福啊！"医生宽慰了潘阿姨，也告诉潘大叔，"你现在恢复得不错，可以多多活动，但千万不要太过劳累，要适可而止。"

　　而有些患者得了病，就整天躺在床上，一动不动的，什么也懒得做；有些家属一见患者得病了，什么都帮着做，什么也不让做，什么地方也不让去。其实这是有悖养生之道的，肿瘤患者也应该适当活动一下。

　　"你要好好休息！"医生往往会这样建议患者。那么肿瘤患者要怎么注意休息，是不是什么事情都不做，睡觉就可以啦？好好休息，指的是肿瘤患者应该遵守正常的作息时间，在不影响体力的状况下，做点运动；在力所能及的前提下，干点工作。例如打太极拳、练八段锦、练气功、散步、做家务、看电视节目、听广播、听音乐、与人聊天等，会使心境自然轻松愉快，有利于养生，使抗癌路程走得更远。要身体力行，根据自身状况制订合适的康复计划，包括起居、文娱、体育保健，养成良好习惯，以利早日康复。

由于肝癌存在复发转移等风险，以前强调的是"带瘤生存"，比较注重患者的"生存时间"；近年来，随着现代科技的不断进步，人类在抗癌的斗争中取得了可喜的成就，人们更加看重"生活质量"，即是"带瘤生活"，既要生存，更要生活。早期诊断和治疗方法的改善，使得很多癌症患者的生存期越来越长，他们对生活的期望不断提高。

二、按时作息，适时养生

研究指出，成年人每天要保证 6～8 小时的高质量睡眠。睡眠每被剥夺 3 小时，人体内的淋巴细胞数量就会减少 20%，从而使免疫力下降。人生有 1/3 的时间是在睡眠中度过的，所以保持睡眠的质量对提高机体免疫力非常重要。因此，为了健康和减少癌症的发生，人们平时应注意按时入睡，保证睡眠时间。

中医经典《素问·四时调神大论篇》就指出，正常养生应该遵守"春三月，……夜卧早起，广步于庭，被发缓形，以使志生……夏三月……夜卧早起，无厌于日，使志勿怒……秋三月……早卧早起，与鸡俱兴，使志安宁……冬三月……早卧晚起，必待日光，使志若伏若匿……"防治肝癌，人们要尽量遵循以上的休息时间，保证睡眠质量，可以保持精神饱满。

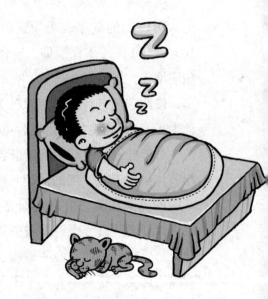

对于防治肝癌来说，作息时间的把握尤为重要，长期睡眠不足或不按时

作息可能是患肝癌的一个重要因素，尤其本身带有乙型肝炎病毒的人或家属有患肝癌的人更要注意。一个优质的睡眠有利于身体各项机能的恢复。专家建议，最佳的休息时间是晚上11点之前。

现代医学认为，不按时作息、长期熬夜对身体伤害很大。因为人若经常熬夜，容易疲劳、精神不振，人体的免疫力也会跟着下降。不规律的睡眠及压力，会使内分泌代谢不完全，造成皮肤水分流失，容易导致皱纹出现、皮肤暗淡、长暗疮、黑眼圈加重等。如果长期熬夜，会慢慢地出现失眠、健忘、易怒、焦虑不安等神经、精神症状。过度劳累使身体的神经系统功能紊乱，引起体内主要的器官和系统失衡，比如发生心律不齐、内分泌失调等，严重的更会导致全身的应激状态、感染疾病的概率相应提高。疲劳症状强烈的人比一般人患上呼吸系统、消化系统、循环器官等的各种感染症的机会也增加许多。

三、适量运动

生命在于运动。科学家研究发现，在同一年龄组，坚持体育锻炼的人得癌症的概率仅为缺乏体育锻炼者的1/9。专家认为，每天参加10～15分钟的体育锻炼，能使体内免疫力增强，其抵御癌症的能力也相应增强。运动贵在适量、有恒、有序、有度。要多做有氧运动（如散步、慢跑、骑自行车、游泳等），少做无氧运动（如剧烈运动、爆发运动等），以保持良好的体质和免疫功能。

对于肝癌患者或者防治肝癌，运动的意义更大。中医认为肝主筋，与肢体运动有关，筋的活动有赖于肝血的滋养；筋的活动反之也能促进肝脏的疏泄功能。肝之气血充盛，筋膜得其所养，则筋力强健，运动灵活；肝之气血亏虚，筋膜失养，则筋力不健，运动不利。长期适当运动，筋脉得以疏通，身手敏捷，活动轻巧，身轻体健，则肝病少犯。如若疏于运动，筋脉不利，爪甲无华，则肝血不足，而肝经血不旺，则容易滋生病患。肝癌患者如果长期卧床，身体处于废用状态，会使关节僵直，肌肉萎缩。卧床时间越长，恢复体力所需的时间也越长。在此情况下，提倡让患者循序渐进地在床上做些适合于自己体力和耐力的保健操。当病情好转并可以下床活动时，则可进行活动量稍大的保健操锻炼。这样可使肌肉不至于萎缩，关节不至于僵硬。还可减轻骨脱钙，防止褥疮和血栓形成，并使患者增进食欲，改善体质。

从这些方面来说，八段锦、太极拳、五行拳都能促进患者的康复，是防治肝癌的有效运动，它们不仅重视对患者心理因素的调整，同时强调通过自我精神调节，调动人体生理潜能，起到强身治病为人类造福的作用，而且此类运动不剧烈，可以避免过度耗气伤津。因此，肝癌患者如能正确对待自己的疾病，能较好地掌握一些中医保健操的要领进行锻炼，并与其他疗法相结合，对减轻症状、缓解精神紧张、消除焦虑情绪、促进食欲、增强体质、提高机体免

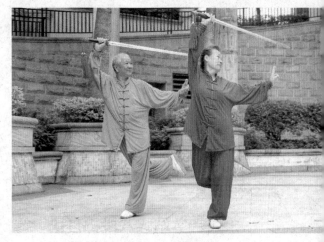

疫力等是非常有益的。身心健康状况的改善有利于机体对癌症的控制和转化。

肝癌患者如何进行运动锻炼呢？患者要认真了解有关肝癌患者合理运动的基本注意事项，科学合理地进行身体健康恢复的运动保健。具体需要注意以下几点。

（1）必须根据肝癌患者的年龄、病情和体质，选择适宜的运动项目、运动强度和运动时间。

（2）持之以恒，长期坚持。运动疗法对肝癌的康复具有一定效果，但亦非一日之功，只有长期坚持才能收到预期的效果。尤其进行八段锦、太极拳等运动锻炼时，坚持不懈才能取得疗效。

（3）在拟订运动疗法计划时，要特别注意，对于不同肝癌症状的患

者，应充分考虑疾病与治疗所造成的后果，以区别对待。

（4）肝癌患者的运动可分为三个阶段。第一阶段：卧床的肝癌患者可以做一些不费太多力气的简单动作或卧位气功锻炼，各种形式有节律的重复动作都可以提高肌肉的力量。第二阶段：当肝癌患者能够起床活动时，可以适当地进行散步、站位气功等运动锻炼，增加运动强度，提高体力储备，为恢复正常活动创造条件。第三阶段：当肝癌患者完全不用卧床休息时，可以逐步增加运动量，延长散步的距离和时间，进行太极拳、八段锦等锻炼，以便增强体质，促进身体恢复。

四、保健气功八段锦，延年益寿好身体

如果病情不严重，那不妨学习一下八段锦。体会动与静的结合，形与神的统一，身体舒展，气机流畅，心中平静和安详。以下是八段锦的练习要领。

（一）站式八段锦口诀

双手托天理三焦，左右开弓似射雕，调理脾胃须单举，五劳七伤往后瞧，摇头摆尾去心火，两手攀足固肾腰，攒拳怒目增气力，背后七颠百病消。

（二）站式八段锦练法

1. 双手托天理三焦

自然站立，两足平开，与肩同宽，含胸收腹，腰脊放松。正头平视，口齿轻闭，宁神调息，气沉丹田。双手自体侧缓缓举至头顶，翻转掌心向上，用力向上托

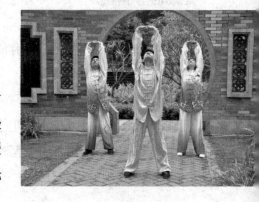

举，足跟亦随双手的托举而起落。托举数次后，双手翻转掌心朝下，沿身体前方缓缓按至小腹，还原。重复做8次。

2. 左右开弓似射雕

自然站立，左脚向左侧横开一步，身体下蹲成骑马步，双手虚握于两髋之外侧，随后自胸前向上画弧提于与乳头水平一样的高度。右手向

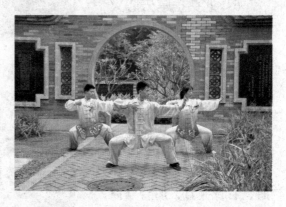

右拉至与右乳水平一样的高度，与乳距约两拳许，就像拉紧弓弦，开弓如满月；左手捏剑诀，向左侧伸出，顺势转头向左，视线通过左手食指凝视远方，意如弓箭在手，蓄势待发。稍作停顿后，随即将身体提起，顺势将两手向下画弧收回胸前，并同时收回左腿，还原成自然站立。此为左式，右式反之。左右调换各练习8次。

3. 调理脾胃须单举

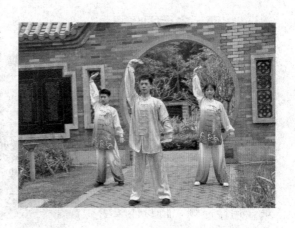

自然站立，左手缓缓自体侧上举至头，翻转掌心向上，并向左外方用力举托，同时右手下按呼应。举按数次后，左手沿体前缓缓下落，还原至体侧。右手举，左手做按压动作。重复做8次。

4. 五劳七伤往后瞧

自然站立，双脚与肩同宽，双手自然下垂，宁神调息，气沉丹田。头

部微微向左转动，两眼目视左后方，稍停顿后，缓缓转正，再缓缓转向右侧，目视右后方稍作停顿，转正。重复做8次。

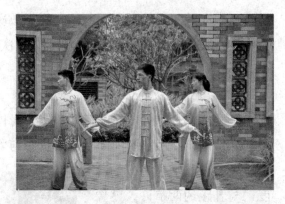

5. 摇头摆尾去心火

两足横开，双膝下蹲，成骑马步。上体前倾，稍向前探，两目平视，双手反按在膝盖上，双肘外撑。以腰为轴，头脊要正，将躯干画弧摇转至左前方，左臂弯曲，右臂绷直，肘臂外撑，头与左膝呈一垂线，臀部向右下方撑劲，目视右足尖；

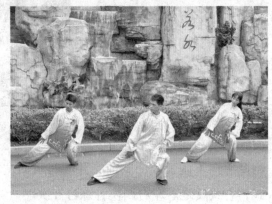

稍停顿后，随即向相反方向，画弧摇至右前方。重复做8次。

6. 两手攀足固肾腰

松静站立，两足平开，与肩同宽。两臂平举自体侧缓缓抬起至头顶上方，翻转掌心朝上，向上作托举状。稍停顿，两腿绷直，以腰为轴，身体前俯，双手顺势攀足，稍作停顿，将身体缓缓直起，双手顺势起于头顶之上，两臂伸直，掌心向前，自身体两侧缓缓下落于体侧。重复做8次。

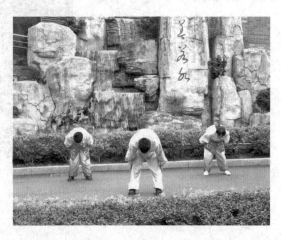

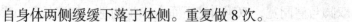

7. 攒拳怒目增气力

两足横开，两膝下蹲，呈骑马步。双手握拳，拳眼向下。左拳向前方出击，顺势头稍向左转，两眼通过左拳凝视远方，右拳同时后拉。与左拳出击形成一种争力。随后，收回左拳，击出右拳，要领同前。重复做8次。

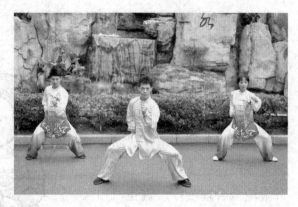

8. 背后七颠百病消

两足并拢，两腿直立，身体放松，两手臂自然下垂，手指并拢，掌指向前。随后双手平掌下按，顺势将两脚跟向上提起，稍作停顿，将两脚跟下落着地。重复做8次。

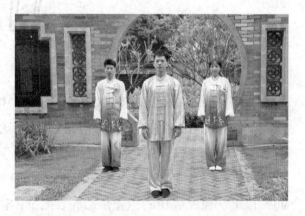

五、按时接种乙肝疫苗

病毒性肝炎与肝癌有密切关系，主要涉及乙型、丙型和丁型三种。我国肝癌患者主要和乙型肝炎病毒有关，大约90%的肝癌患者有乙型肝炎（HBV）背景，上海医科大学中山医院住院肝癌患者中，乙型肝炎表面抗原（HBsAg）阳性率即为69.1%。我国目前有1.2亿HBsAg携带者

（即验血 HBsAg 阳性但无肝炎症状者），每年还约有 100 万新生婴儿由于其母亲为 HBsAg 携带者而感染 HBV，其中一部分发展成慢性肝炎和肝硬化，最后可能引发肝癌，所以应该积极防治肝炎，防止出现肝硬化、肝癌。

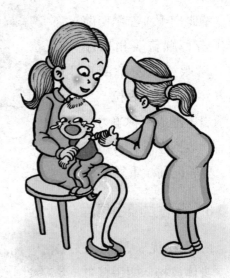

专家指出，应从给婴儿接种乙肝疫苗预防乙型肝炎开始，减少肝炎的发病机会。患了肝炎应该积极治疗，防止演变成慢性肝炎。如患了慢性肝炎应该合理治疗，避免应用对肝脏有损害的药物，同时戒酒，以减少患肝硬化和肝癌的机会。

人类是乙型肝炎病毒的唯一宿主，接种安全、有效、足量的乙型肝炎疫苗，对控制乙型肝炎病毒的传播起到决定性的作用。中国已实施新生儿国家免疫规划，乙肝疫苗是免费且强制性接种的疫苗之一。儿童和成人接种疫苗前需先进行化验，如果乙肝三系统检查均为阴性，转氨酶正常，可以按 0、1、6 方案进行乙肝疫苗接种（成人一般剂量加倍）。免疫成功率为 90% 以上，免疫成功的标志是乙肝表面抗体转为阳性，保护时间一般可持续 12 年，接种者可定期复查乙肝三系统，只要表面抗体依然存在，证明免疫能力依旧。

六、自主防癌，定期体检

肝病的表现多数以消化道症状为主，一旦出现不明原因的恶心、呕吐、腹胀、食欲不振、乏力、厌油腻等症状，要意识到可能是肝脏出了问题；如果发现尿色明显发黄，大便颜色浅白，或者摸到上腹部有肿块时，一定要尽快到医院就诊。

专 家 建 议

自己做主防肝癌。在自己的可控范围内尽可能做得更好，每改掉一个不良习惯，你就会远离癌症一步。

（1）首先坚决把家里霉变的食物扔掉，污染这些食物的黄曲霉毒素会导致肝癌。在肝癌高发地区，黄曲霉毒素污染程度高于其他地区。要多吃新鲜食物。

（2）要保持健康的体重，不要过瘦或过胖，以防止营养不良或脂肪性肝炎。

（3）遇事心态要调整好。有家族史的人，如果感染乙肝病毒，又不好好控制的话，转肝癌的概率是一般人的20倍，如果再加上心态不好，这个概率就更高了。

（4）此外，定期检查是肝癌早发现的最简单方法。专家建议大家要定期体检，尤其是高危人群（乙肝或丙肝病毒感染者，亲属有患肝癌者）最好每半年进行一次肝癌筛查，到大医院或体检机构就可以做，主要查两项，一项是甲胎蛋白（AFP），一项是B超。

七、十五年坎坷抗癌，长征路医者护航

容大伯，67岁，2003年4月因上腹部胀满疼痛在江门中心医院就诊，当时在医院做上腹部CT后，被诊断为原发性肝癌，同时还伴有甲胎蛋白（AFP）异常升高（492.3 μg/L）。刚刚得知这个消息的时候，容大伯心情十分沉重，本来性格开朗的他变得沉默少言，身体也消瘦了不少。家里亲人一直在身边陪伴着他，并鼓励他积极治疗。

经过一段时间的思想斗争，并听取了医生的专业建议，容大伯最后还是选择鼓起勇气，坦然面对，于2003年4月做了肝右叶肝癌手术切除，术后病理也证实是肝细胞肝癌。手术非常成功，容大伯身体恢复很快，生活回到了以前快乐而自由的状态。

然而，天意弄人，平静的生活仅维持了两年左右。2005年9月复查上腹部CT，容大伯被告知CT发现肝内有复发病灶，随后行经皮肝动脉化疗栓塞术。术后始终感觉肝区隐痛不适，好像反复在提醒他，肝癌并未远离。

忐忑不安的心情挤占了快乐和阳光。在病友的建议下，容大伯慕名前来广州中医药大学第一附属医院肿瘤中心找林丽珠主任进行中药治疗。林主任在门诊耐心地听了他对病情的介绍，查看了他的详细病历资料，然后语重心长地说："从目前的情况看，你首先要做的是放松心情，不要有顾虑，如果信任我，就把治疗的事情交给我，你只管吃好、睡好、玩好，定期过来门诊调中药就好。"

林主任中肯而温暖的话，让容大伯又重拾起与肝癌斗争的信心。容大伯定期前来门诊复诊，坚持服用中药，很快，腹部不适感消失，胃口、体力都比往常好了不少，用林主任的话说，现在是"好人一个"。

一年多以后，容大伯复查PET-CT，提示肝癌术后残留肝右叶结节状高代谢灶，考虑为肝内转移；长年的抗癌之路让容大伯已经能够坦然面对疾病和生活。容大伯2006年12月在CT引导下行肝内肿物射频消融术，术后依旧坚持长年服用中药，每个月复查肝功能，定期复查肝脏CT。

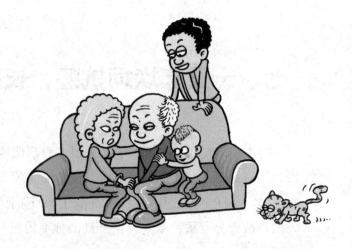

　　随访至 2018 年 6 月，容大伯自发现肝癌已经 15 年，其间虽然经历了手术和术后复发再介入、消融等众多磨难，但他一直积极配合治疗，坚持中药调治。中药的辨证治疗取得了巨大的成功，不仅缓解了西医治疗所带来的对人体"正气"的伤害，还长期、有效地抑制了癌毒的复发，让多次"蠢蠢欲动"的肝癌细胞彻底"死心"。15 年了，容伯的晚年生活过得温馨而安详。

附　　录

林丽珠教授教你如何煎中药

文 / 黎丽花　医学指导 / 林丽珠

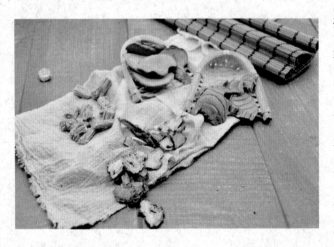

"教授，这个中药要怎么煮？""教授，煎药是不是三碗水煎成一碗就好了？""教授，这个中药是一天吃一次，还是一天吃两次呢？""教授，吃您的中药是不是不能吃鸡和萝卜啊？"煎煮汤药是由患者家属完成的，也是影响疗效的重要一环，无论在病房，还是在门诊，经常有人这么咨询。

"汤者，荡也，去大病用之。"虽然中医药是我们的国粹，但其实对于如何煎药，很多人还是不懂的，或者是一知半解的。究竟要如何煎药呢？煎煮中药时又有哪些技能需要注意呢？服用中药又有哪些需要忌口呢？林丽珠教授接下来将一一为你解答，指导你如何熬好中药，提高中医药的临床疗效。

如何选择煎药器皿？

林丽珠教授说：中药汤剂的质量，与选用煎煮器具密切相关。

李时珍《本草纲目》中提到："凡煎药，忌铜铁器。"砂锅是从古沿用至今的传统煎药器具，现在应用广泛的紫砂药壶不但保留砂锅的优点，而且加热速度更快，清洗更方便。

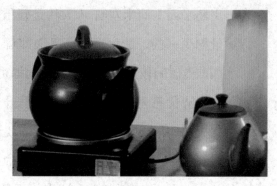

如何提前漂洗、浸泡中药？

有些患者常会像洗菜一样清洗中药，其实中药材一般无须淘洗。如要清洗，也只需用水漂洗一下即可，以防药材中的有效成分丢失。

中药煎煮前应先浸泡 10～20 分钟。若处方以植物药材为主的，浸泡 5 分钟即可；而以矿物、动物、甲壳类药材为主，浸泡时间可适当延长，但一般浸泡时间最长不超过 30 分钟。

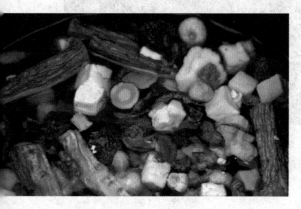

林丽珠教授特别提醒患者，浸泡时间不是越久越好，否则会引起药材变质。浸泡时多用凉水，甲壳类坚硬药材可适当用温水浸泡。

如何煎煮中药？

林丽珠教授说：一般一剂中药煎煮一次药材有效成分提取并不完

全，故以煎煮两遍为佳。对于药量较大的处方，可再煎第三遍，尤其是滋补药以及材质较为坚实者。

煮第一遍时，把药物倒入药锅内摊平，加水浸透，轻压药材时水高出药平面1厘米左右（大约是轻压药材后对齐手的平面）。第二遍用水量则少一些，加水至中药平面即可。如药材质地坚实，加水量可稍多；如煎煮时间较短，水量淹没药物即可。

清代石寿棠曾说："欲其上升外达，用武火；欲其下降内行，用文火。"因此，煎煮药物的火候需要讲究。现一般采用先武火（大火）煮沸，水沸后改用文火（小火），此时开始计算煎煮时间。

古人云："制药贵在适中，不及则药效难求，太过则气味反失。"煮药和做饭一样，用心烹饪自然美味，用心煎煮才是良药。

一般头煎需30～60分钟，二煎需30分钟左右。若为感冒药或清热药宜用武火，煮沸时间为15～20分钟即可，温服。若为补益药，煎煮时间可延长至60分钟左右，温服。煎液量成人为200～300毫升，儿童为50～150毫升。煎煮好的中药要趁热滤出，避免有效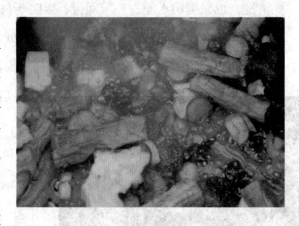成分沉淀在药渣上。如不小心把药物煮干或煮焦了，不能再服，因为产生了一些有毒物质。

特殊药物煎煮有小贴士吗？

处方中有时会标注一些特殊药物的煎煮方法。

先煎：如煅龙骨、煅牡蛎、醋鳖甲、醋穿山甲、龟甲、石决明等矿物、贝壳、甲壳类药需加水用文火先煎 30～60 分钟，煎煮过程中经常搅拌以防粘锅。川乌、附子、草乌等一些毒性较大的药物，则需先煎 1～2 小时减毒，此时水量亦要适量增加，用后器具应反复擦洗，或煮过再用。

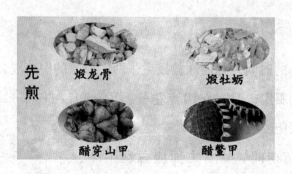

后下：如砂仁、豆蔻、鱼腥草、苦杏仁、徐长卿、木香、降香等药宜后下。在其他药煎煮以后，停火前将其纳入稍焗即可，尤其是芳香类药材，如木香、降香、砂仁等。

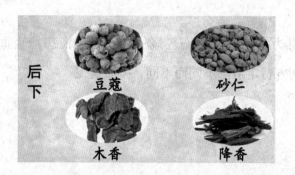

包煎：先将药物用纱布包好再放入药锅内。包煎主要是为了防止粘锅及刺激咽喉，包煎时药袋应尽量松一些。

烊化：阿胶、鹿角胶、龟胶、饴糖等需要另放入容器内隔水炖化后，再兑入其他药物同服；或直接用煎好的药液溶化后服用，注意要勤搅拌。

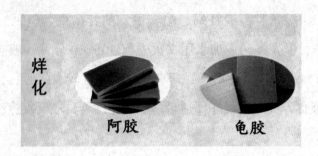

烊化

阿胶　　龟胶

何时服药最相宜？

至于服药的时间，林丽珠教授主张两次煎煮的中药混合之后，分两次于两餐中间服用，即上午 10 点左右、下午 3 点左右各一次，以免空腹服药或饭前服药影响胃口。

服用中药期间，饮食方面应忌食生冷、油腻、辛辣，忌烟酒；黄疸、痈疽等忌食鱼、虾等腥膻食物；水肿患者应忌食盐；贫血时应忌饮茶；肿瘤患者除以上禁忌外，还应忌食羊肉、狗肉。

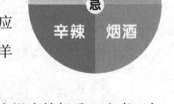

以上所讲为中药服法的一般概述，有时应视病情轻重、患者正气强弱、个别药方特定煎法不同而不同，不必拘泥。

后　记

目前肿瘤已经成为多发病、常见病，死亡率居高不下，严重危害人民的身心健康，给个人、家庭、社会带来沉重的经济负担，许多民众"谈癌色变"。防治肿瘤已成为世界医学领域乃至全社会亟须解决的重要问题和迫切任务。

全球癌症负担正以惊人的速度不断加重，世界卫生组织（WHO）《全球癌症报告 2014》调查资料显示，2012 年全球逾 1 400 万人罹患恶性肿瘤。专家预测：癌症将由 2012 年的 1 400 万人，逐年递增至 2025 年的 1 900 万人，到 2035 年，将可能达到 2 400 万人，即 20 多年时间将增加约七成，平均每 8 个死亡病例中就有 1 人死于癌症。而在我国，2015 年肿瘤新发患者 429.2 万人，死亡人数已达 281.4 万人，肿瘤防治刻不容缓。

当前我国经济的快速增长与医疗发展不平衡，民众对肿瘤防治知识的认识却并不充分，远远达不到卫生部在《中国癌症预防与控制规划纲要（2004—2010）》中提出的"对癌症主要危险因素的人群知晓率达到 50%"的目标要求，常导致肿瘤患者未能得到及时的诊断和治疗，这些也为医患关系埋下隐患。

近年来，恶性肿瘤的预防、诊断、治疗有了长足的发展，广州中医药大学第一附属医院肿瘤中心主任林丽珠教授逐步创出一条立足中医、中西结合挑战癌症的新路，其团队摸索出益气除痰法治肺癌、保肝抑瘤法治肝癌、祛瘀解毒法治肠癌等治疗方案。广州中医药大学第一附属医院肿瘤中心从一片空白发展到如今拥有 189 张床位，在全国同行中处于领先地位，称得上华南地区首屈一指的临床重点专科。

为了普及肿瘤防治知识，林丽珠教授积极响应政府号召，时刻紧扣"肿瘤防治"这个时代命题，从多年的临床实践出发，带领众多弟子，集思广益、群策群力，历经3年，数易其稿，终成"健康中国——中医药防治肿瘤丛书"。

本套丛书从临床实践出发，理论联系实际，就肺癌、大肠癌、肝癌、鼻咽癌、食管癌、胃癌、胰腺癌、乳腺癌、卵巢癌、宫颈癌、前列腺癌、淋巴瘤等12种常见的癌种，从"医师"（医药防治）、"厨师"（食物防治）、"禅师"（心理防治）和"行者"（起居保健）四个方面，进行深入浅出的剖析，用生动有趣的语言，将深奥难懂的肿瘤防治知识变得通俗易懂，让民众可以更加科学地了解肿瘤防治知识。

本套丛书以科普为基础，以实用为目的，涵盖中西医防治肿瘤的各个领域，结合多年的临床实践，重点突出中医特色，将简单实用、独具特色、疗效显著的中医药诊疗技术科普化、通俗化，内容突出科学性、可读性，可供普通群众、医学生以及医务人员等参考。

本套系列丛书的编写分工如下：《三师而行，远离肝癌》林丽珠、肖志伟、陈壮忠，《三师而行，远离肺癌》林丽珠、余玲，《三师而行，远离大肠癌》林丽珠、肖志伟、左谦、余榕键，《三师而行，远离鼻咽癌》林丽珠、李佳殷，《三师而行，远离食管癌》林丽珠、张少聪、蔡陈浩、陈壮忠，《三师而行，远离胃癌》林丽珠、林洁涛、陈壮忠、付源峰，《三师而行，远离乳腺癌》林丽珠、胡蓉，《三师而行，远离胰腺癌》林丽珠、林洁涛、陈壮忠，《三师而行，远离宫颈癌》林丽珠、孙玲玲，《三师而行，远离卵巢癌》林丽珠、孙玲玲，《三师而行，远离前列腺癌》林丽珠、陈壮忠、朱可，《三师而行，远离淋巴瘤》林丽珠、张景涛、翟林柱。感谢国医大师邓铁涛教授为丛书赐序。感谢研究生黎丽花、邬谨鸿、安博等为丛书的编写提供了诸多协助。

编　者

2018年6月